NOTE DE MATIÈRE MÉDICALE

ET

DE THÉRAPEUTIQUE

SUR

LA GLYCÉRINE

PAR

LE Dr JULES DAVASSE

MÉDECIN DU BUREAU DE BIENFAISANCE DU TROISIÈME ARRONDISSEMENT,
CHEVALIER DE LA LÉGION D'HONNEUR

———

PARIS

CHEZ J. B. BAILLIÈRE ET FILS

LIBRAIRES DE L'ACADÉMIE IMPÉRIALE DE MÉDECINE
Rue Hautefeuille, 19

———

1859

NOTE

DE

MATIÈRE MÉDICALE ET DE THÉRAPEUTIQUE

SUR

LA GLYCÉRINE

OUVRAGES DE L'AUTEUR

I. * **Études cliniques sur les maladies vénériennes. Des plaques muqueuses. 1845.**

II. **Nouvelles expériences sur la prétendue inoculation de la syphilis aux animaux** (*Gaz. des Hôp.*, 1845, n° 27).

III. **Clinique de l'hôpital Saint-Antoine.** Hydarthroses; névralgie sciatique goutteuse; plaie pénétrante de poitrine; procidence du rectum; anévrisme spontané de l'artère poplitée; ligature de l'artère fémorale (méthode de Hunter); sarcocèle syphilitique; ulcères phagédéniques tertiaires; abcès multiples (diathèse purulente puerpérale); foyer purulent de la veine splénique et d'une partie de la rate (diathèse purulente traumatique); abcès *fibrineux* de l'aine, etc. (*Gaz. des Hôp.*, 1845, *passim*).

IV. **Du traitement des fractures obliques de jambe par l'appareil à vis. 1846** (*Arch. de Méd*).

V. * **Des fièvres éphémère et synoque.** Thèse inaugurale, 1847.

VI. * **De la fluxion et de l'inflammation buccales dans le cours des maladies. 1847.**

VII. * **Des effets et des indications de la strychnine et de la noix vomique dans le traitement du choléra. 1854.**

VIII. **De l'absorption des médicaments dans la période algide du choléra-morbus. 1855** (*Art Méd.*).

IX. **De la prétendue fièvre synoque péripneumonique. 1855** (*Id.*).

X. **Conjectures et controverses sur l'unité de la syphilis. 1855** (*Id.*).

XI. **De l'arbitraire en nosologie et de ses dangers. 1856** (*Id.*).

XII. * **Des vomissements dits incoercibles de la grossesse. — De la prétendue légitimité de l'avortement provoqué pour remédier à ces accidents.—Et de leurs indications. 1857** (broch. de 80 p.).

XIII. **De l'emploi de la belladone dans la scarlatine. 1857** (*Art Méd.*).

XIV. **L'homœopathie et le choléra-morbus épidémique. 1857** (*Id.*).

XV. * **De la grippe et de la pneumonie grippale. 1858** (broch. de 70 p.).

XVI. **Documents sur les doses infinitésimales. 1858** (*Art Méd.*).

---

* Les ouvrages marqués d'un * se trouvent chez J. B. Baillière, éditeur.

NOTE DE MATIÈRE MÉDICALE

ET

DE THÉRAPEUTIQUE

SUR

LA GLYCÉRINE

PAR

LE Dr JULES DAVASSE

MÉDECIN DU BUREAU DE BIENFAISANCE DU TROISIÈME ARRONDISSEMENT, CHEVALIER
DE LA LÉGION D'HONNEUR

PARIS

CHEZ J. B. BAILLIÈRE ET FILS

LIBRAIRES DE L'ACADÉMIE IMPÉRIALE DE MÉDECINE
Rue Hautefeuille, 19

—

1859

NOTE

DE

MATIÈRE MÉDICALE ET DE THÉRAPEUTIQUE

SUR

LA GLYCÉRINE

Nous ne devons pas dédaigner l'examen des substances qui, sans posséder des propriétés médicamenteuses éminemment actives, et même, à la rigueur, sans mériter le titre de médicaments, ne sont pas moins susceptibles des quelques applications utiles à l'art de guérir. Parmi ces agents, l'un d'eux, assez nouveau et encore assez peu connu, est la *glycérine*.

Assez longtemps simple objet de curiosité des laboratoires de chimie, bientôt retirée des résidus abondants et sans valeur de certaines fabrications industrielles, et longtemps restée sans emploi, à cause de ses propriétés en apparence négatives, la glycérine n'est entrée que de nos jours dans le domaine de la médecine, ou, pour mieux dire, de la pharmaceutique, à titre de nouvel excipient réunissant à divers degrés les propriétés de l'eau, de l'huile et de l'alcool, et, par là, pouvant servir merveilleusement de véhicule à une foule de préparations médicinales. C'est surtout comme agent topique et spécialement comme modificateur externe que, soit seule, soit mélangée avec d'autres agents thérapeutiques, on commence depuis ces dernières années à l'usiter parmi nous.

En Amérique et en Angleterre, d'où nous viennent, avec ses premiers essais, les premières notions sur cette substance, les médecins ne se contentent pas de s'en servir pour l'usage externe ; ils l'administrent même à l'intérieur, et, comme nous le verrons, ils se louent de ses propriétés nutritives et altérantes, analogues, disent-ils, à celles de l'huile de foie de morue, dans certaines maladies constitutionnelles.

En France, personne, à notre connaissance, n'a expérimenté, à ce dernier point de vue, l'action de la glycérine pure. ou au moins aucune observation n'a été publiée sur les effets de cet agent donné à l'intérieur. Cependant, pour les médecins au courant des travaux déjà publiés à l'étranger, cette question peut être digne d'intérêt ; et pour nous, en particulier, qui ne dédaignons aucune des ressources utiles à l'art de guérir et qui devons en examiner la valeur, nous avons entrepris, depuis près de deux ans, tant sur l'usage interne que sur l'usage externe de la glycérine, une série d'expériences, qui, bien que très-incomplètes encore, peuvent ajouter quelques données nouvelles aux documents publiés et que nous mentionnerons ici.

Par là, peut-être, il nous sera possible de juger si cette substance justifie, par ses propriétés et ses effets, l'engouement prématuré de quelques-uns de ses partisans, ou bien si elle mérite le dédain que lui oppose, par contre, l'esprit de système et de prévention.

La glycérine étant, comme nous le disions tout à l'heure, une substance nouvelle et encore assez peu connue peut-être de quelques-uns de nos lecteurs, nous rappellerons, en quelques mots :

1° Son histoire ;

2° Sa préparation.

Puis nous étudierons :

3° Ses propriétés ;

4° Ses applications diverses à la pharmacie, à la chirurgie et à la médecine.

I

C'est en préparant l'emplâtre simple que la glycérine fut découverte, en 1789, par Scheele, qui lui donna le nom de « *principe doux des huiles,* » à cause de sa saveur douceâtre et de son origine.

Mais ce ne fut que beaucoup plus tard que cette substance fut classée par M. Chevreul. Cet éminent chimiste, dans son grand travail sur les corps gras, démontra pour la première fois que toutes les matières grasses devaient être considérées comme de véritables sels ou des savons à base de glycérine, nom qu'il donna alors à ce nouveau produit. Ainsi l'axonge, le suif, les huiles fixes, la plupart des corps gras naturels, sont tous des composés neutres d'acide stéarique, margarique, oléique, butyrique, etc., etc., combinés à la glycérine, qui joue le rôle de base.

Plus tard, MM. Pelouze et Frémy, en unissant la glycérine au soufre et au phosphore, formèrent les acides sulfoglycérique et phosphoglycérique, correspondant, par leur composition, aux acides sulfovinique et phosphovinique ; et ils établirent ainsi la grande analogie chimique qui existe entre ce corps et l'alcool.

Enfin, M. Berthelot a obtenu la combinaison de la glycérine soit avec les acides gras proprement dits, soit avec plusieurs acides organiques, soit même avec des acides minéraux.

Dans le principe, cette substance, qui est toujours un produit artificiel, se préparait par l'évaporation des eaux ayant servi à la confection de l'emplâtre simple et dont on précipitait le plomb par l'hydrogène sulfuré. Mais on obtenait ainsi une liqueur sirupeuse, très-colorée, contenant toujours un peu de plomb. M. Chevreul a fait reconnaître qu'on peut la retirer de la plupart des graisses animales et des huiles saponifiables ; et spécialement depuis que son emploi s'est répandu, on l'extrait en grande abondance des résidus de la fabrication des savons et des stéarines. Nous verrons tout à l'heure les principaux perfectionnements qui ont été apportés, pour l'obtenir pure, à sa préparation.

En médecine, l'agent qui nous occupe a été employé d'abord pour l'usage externe par les médecins anglais. M. Startin, publia, en 1845, un mémoire sur ses bons effets dans les cas de ptyriaris.

Le Dr Yearsley confirma ces premières observations. M. Thomas Whakley publia, en 1849, le résultat d'expériences très-nombreuses sur l'emploi de la glycérine introduite dans les oreilles dans différents cas de surdité. Enfin, M. Dallaz, à Odessa, vanta aussi singulièrement ses propriétés topiques, ses applications au pansement des plaies.

Depuis cette époque, les médecins anglais surtout ont multiplié singulièrement l'emploi de cet agent à l'extérieur, soit pur (Dr Stirling), soit étendu d'eau, ou servant d'excipient au borate ou au carbonate de soude (Dr Dickson), au camphre, au choloroforme (Richter et Szukits), à l'iode et aux iodures (Dr Von Holsbeck), au tannin (Lauder-Lindsay).

L'emploi de la glycérine en France ne date guère que de 1850.

Importée d'Angleterre par M. John Dal Piaz, elle fut surtout étudiée par M. Cap, qui, dès 1851, présentait à l'Académie des sciences un pli cacheté, particulièrement relatif aux applications de la glycérine à l'industrie et aux usages médicinaux. Ce dernier chimiste lut le 17 janvier 1854, devant l'Académie impériale de Médecine, un mémoire plein d'intérêt sur cette question, à l'effet de mettre en lumière les propriétés de cette substance, d'en généraliser l'emploi pharmaceutique à titre de nouvel excipient, et enfin de faire connaître un nouveau mode de préparation pour l'obtenir chimiquement pure.

Sous l'influence de ces travaux, la glycérine fut expérimentée surtout par MM. Bazin, Cazenave, Bourguignon et Trousseau. Plusieurs chirurgiens l'adoptèrent pour les pansements, et en particulier MM. Demarquay, Denonvilliers et Luton proclamèrent ses avantages. Elle fut utilisée encore dans les maladies des yeux par Bowmann ; contre la xerophthalmie, les affections granuleuses du pharynx, pour soulager la sécheresse incommode de l'arrière-gorge ; contre les affections des gencives, les ulcérations du col utérin, les écoulements urétraux, le prurit vulvaire, les fissures de l'anus, etc.

En Angleterre et dans l'Amérique du Nord, la glycérine a été encore expérimentée à l'intérieur, comme succédané de l'huile de foie de morue, par les Drs Lauder-Lindsay, Crawcour, Thomson, Stirling, Deighton, Browne, Wilson, Morton, Mercer Adam, Gilchrist, Hawguesley, etc.

Nous n'avons pas à parler ici des nombreuses applications aux arts et à l'industrie qui ont été proposées. Qu'il nous suffisse d'ajouter, en terminant cette simple notice historique, que le corps dont nous parlons est employé aujourd'hui avec avantage pour la conservation des denrées alimentaires et des pièces anatomiques, pour l'étude des ostéoplastes ou corpuscules osseux, pour l'injection et l'embaumement des cadavres, etc., et que sans aucun doute la connaissance plus approfondie de ses propriétés doit réserver à cet agent d'autres applications industrielles aussi nombreuses qu'étendues.....

II

Dans le principe, avons-nous dit, l'on obtenait la glycérine en concentrant l'eau qui avait servi à la préparation de l'emplâtre simple ou diapalme (c'est-à-dire à la saponification de l'axonge par la litharge), et l'on sait que, depuis les travaux de M. Chevreul, on a pu la retirer avec abondance des eaux mères des savonnneries et des fabriques d'acide stéarique. Mais ces procédés très-imparfaits ne permettaient pas d'obtenir des produits d'une suffisante pureté. Dans le premier cas, c'est-à-dire après avoir précipité le plomb des eaux de l'emplâtre simple par l'hydrogène sulfuré, la matière obtenue contient encore une certaine quantité de ce métal; dans le second cas, en faisant usage des eaux provenant de la saponification du suif par la chaux, et en précipitant cette dernière au moyen d'un courant d'acide carbonique, il reste toujours un peu de matière calcaire dans la glycérine obtenue.

D'un autre côté, l'avidité de ce corps pour l'eau est tellement grande, qu'il est difficile de l'en dégager avec économie.

Enfin, on ne parvient, avec ces procédés, qu'avec beaucoup de peine à débarrasser la glycérine de l'odeur infecte et repoussante due aux acides gras (butyrique, sébacique, valérique) qui se trouvent contenus en assez notable proportion dans les eaux mères qui ont servi à la préparation de l'acide stéarique.

L'impureté de ce produit était donc un obstacle sensible à son emploi en médecine, et sa diversité de composition devait faire varier singulièrement ses propriétés et ses effets.

M. Cap, dans le mémoire dont nous avons fait mention, publia un autre procédé qui consiste à évaporer également les eaux des saponifications calcaires des stéariniers jusqu'à 11 degrés aréométriques, mais en précipitant la chaux par l'acide sulfurique en quantité suffisante. La glycérine, ainsi débarrassée de la chaux, est évaporée en la tenant continuellement agitée jusqu'à 28 degrés ; on la filtre à froid sur du charbon animal, et elle devient ainsi propre à la plupart des emplois de l'industrie et de la médecine. Cependant elle contient encore une assez grande proportion d'eau, qu'une concentration prolongée lui enlève difficilement.

La filtration par le charbon animal a, dans ce procédé de M. Cap, un inconvénient sérieux, qui a été signalé par M. Deschamps (d'Avallon) : c'est de développer plutôt que de corriger l'impureté du produit. En effet, la glycérine a la propriété de dissoudre très-activement et très-promptement les sels à base de chaux (carbonates et phosphates) contenus dans le charbon animal (1).

Ainsi donc il faut rejeter de la préparation de la glycérine la filtration par le charbon, et (comme nous le verrons tout à l'heure) la décoloration par le chlore.

En 1856, M. Wilson, pharmacien à Londres, obtint un brevet pour un mode de préparation de cette substance en décomposant les corps gras par la vapeur d'eau à une très haute température ; il rectifie ensuite le produit par une nouvelle distillation. Ainsi obtenue, la glycérine est chimiquement pure.

En France, celle qui s'en rapproche le plus est celle de M. John Dal Piaz (à Paris), et nous ne pouvons nous empêcher de regretter que le mode de préparation usité par ce dernier n'ait point été publié. On doit, du reste, à cet habile pharmacien un procédé fort simple pour reconnaître une glycérine frauduleuse, dont de très-grandes quantités sont livrées au commerce par la spéculation. Les glycérines les plus impures et les plus infectes décolorées et désinfectées par la fraude au moyen du chlore ou du chlorure de chaux, — procédé peu ingénieux, mais très-économique, — peuvent être reconnues facilement, par la réaction de l'indigo et de l'acide sulfurique, qui opèrent le dégagement du chlore, dégagement démontré d'une manière

____

(1) *Note sur la Glycérine.* — Voyez *Gazette médicale*, 1856, p. 242

très-simple par la décoloration instantanée de l'indigo (1).

Nous n'avons pas craint d'aborder ces détails sur la préparation de la glycérine, parce que la question de la pureté ou de l'impureté de ce produit nous semble une question capitale relativement à ses applications. En effet, parmi les échantillons de plusieurs provenances, pris dans le commerce, que nous avons fait analyser, les uns renfermaient une quantité plus ou moins grande de chaux à différents états de combinaison ; les autres, du fer ou du plomb. Dans un seul échantillon nous avons constaté la présence du cuivre. Presque tous contenaient des chlorures.

Ces glycérines, que le commerce français livre aux pharmaciens, sont retirées des eaux mères fournies par la fabrication de l'acide stéarique, et, comme le faisait remarquer M. le Dr Debout, d'après M. Deschamps, dans le *Bulletin de Thérapeutique* (29 fév. 1856, p. 179), chaque fabrique de produits chimiques a son procédé de préparation ; et, suivant ces procédés, on trouve des glycérines tantôt très-acides, tantôt presque neutres, tantôt très-alcalines.

Ces différences dans la composition des glycérines tirées du commerce en France expliquent les dissidences premières des expérimentateurs, relatives à la constatation des effets de ce produit. Bien mieux, un chimiste a prétendu que cette substance, inerte par elle-même, ne devait ses propriétés qu'aux corps étrangers, acides ou alcalins, qu'elle pouvait retenir. Il est donc nécessaire de repousser les qualités provenant d'une douteuse origine, et de s'édifier avant tout sur la pureté de la glycérine employée.

C'est là ce dont nous avons commencé par nous assurer nous-même lorsque nous avons entrepris nos études sur cet agent (2).

---

(1) *Journal de Pharm. et de Chimie*, 1854, t. XXV, p. 215 ; 1857, t. XXI, p. 221.

(2) La glycérine dont nous nous sommes servi provient de la fabrication de M. John Dal Piaz, que nous avons trouvée parfaitement pure et analogue à celle

III

La glycérine pure ou officinale se présente à l'état suivant :

1° *Sous le rapport physique.* — Liquide, onctueuse, assez peu fluide, d'une consistance sirupeuse; non volatile à la température ordinaire, ne se solidifiant jamais aux plus basses températures ; inscristallisable, inaltérable à l'air. —Incolore ou d'une couleur légèrement ambrée ; inodore, même lorsqu'on en met une goutte sur la paume de la main et qu'on la frotte avec l'autre main ; d'une saveur saccharine, rappelant celle du miel, sans arrière-goût âcre ou amer.—Très-hygrométrique, attirant à un haut degré l'humidité de l'air ; imbibé de glycérine, le papier devient souple et ne se dessèche plus. —D'une densité de 1 260 à l'état le plus concentré; donnant 28° au *minimum* au pèse-sirop; à 31° aréométriques (à froid), elle peut être considérée comme anhydre, bien qu'elle retienne encore une certaine quantité d'eau; dans cet état, elle filtre assez bien à travers le papier sans colle, attire lentement l'humidité de l'air, jusqu'à ce qu'elle en ait absorbé la moitié de son poids. Enfin, à ce même degré, si l'on y plonge une mèche de coton, elle brûle absolument à la manière de l'huile, avec une flamme rougeâtre. — Son pouvoir réfringent est très-supérieur à celui de l'eau. — Elle se dissout dans l'eau et dans l'alcool en toutes proportions, tandis qu'elle reste insoluble dans les éthers et les dissolvants analogues, tels que la benzine, le sulfure de carbone, etc.

de **M.** Wilson (de Londres). La pharmacie centrale des hôpitaux a fait de louables efforts pour améliorer la qualité de celle qui lui était fournie dans le principe et qui était notablement alcaline; mais il serait à désirer que l'administration ne s'arrêtât pas en si bon chemin. En effet, la glycérine fournie aux bureaux de bienfaisance est encore, aujourd'hui, d'une couleur fortement ambrée et d'une odeur désagréable, ce qu'elle doit à la présence de beaucoup d'acide gras volatil; et elle contient surtout des chlorures (probablement de sodium, car nous n'y avons pas trouvé de chaux).

2° *Sous le rapport chimique,* la glycérine n'est ni un corps de nature gommeuse, comme on l'avait cru d'abord, ni un corps gras. C'est une substance neutre, participant de l'huile, des sucres et de l'alcool, mais se rapprochant plutôt de ce dernier par l'analogie de ses propriétés dissolvantes et son inaltérabilité.

Elle dissout tous les corps que l'eau distillée peut dissoudre, les sels déliquescents, les sulfates de potasse, de soude et de cuivre, le nitrate de potasse et d'argent, les chlorures et les oxydes alcalins, les acides et les alcaloïdes végétaux, et même plusieurs corps qui sont, — soit, peu solubles dans l'eau, tels que l'iode, la strychnine, la vératrine, la brucine, le sulfate de quinine, — soit, insolubles entièrement, tels que l'iodure de soufre, l'iodure de mercure, la quinine et le tannate de quinine; — tandis que tous ces produits se dissolvent en proportions notables dans la glycérine (1).

Les corps sont en général d'autant plus solubles dans la glycérine qu'ils le sont davantage dans l'alcool. Cependant l'iodure de soufre, qui est décomposé par l'alcool, et le tartre émétique, qui est tout à fait insoluble dans ce dernier, se dissolvent parfaitement dans la glycérine. Le nitrate de strychnine est même (par exception) plus soluble dans celle-ci que dans l'alcool (2).

La puissance dissolvante de la glycérine est bien supérieure à celle de l'huile et des divers corps oléagineux et adipeux, qui ne dissolvent que dans de faibles proportions les sels métalliques et ceux à base métalloïde, et nullement le tannin, les gommes, le sucre, les extraits et les sucs végétaux, et ne peuvent enfin s'associer avec les liquides aqueux ou alcooliques; elle se mêle, en outre, en certaines proportions, à l'axonge et aux corps gras, dissout les huiles volatiles, etc., etc. La glycérine, qui, d'ailleurs, ne rancit point ou ne s'altère pas, est donc bien pré-

---

(1) *Des glycérolés médicinaux,* par M. Cap; *Journal de Pharmacie et de Chimie,* troisième série, 1854, p. 81.

(2) Ibid.

férable, comme dissolvant, à tous les produits huileux ou graisseux.

La glycérine pure n'a aucune action sur le papier de tournesol et le sirop de violettes. Elle ne précipite ni par les oxalates solubles, ni par les sels solubles de baryte, ni par le nitrate d'argent. Elle ne doit pas se colorer par l'hydro-sulfate de soude, ni acquérir une couleur plus foncée quand on la fait bouillir avec un fragment de potasse caustique.

Mais voici d'autres documents plus récents :

On se rappelle que la glycérine est toujours le résultat du dédoublement des corps gras neutres; que ceux-ci, — à l'exception du blanc de baleine, — traités par les alcalis, ou soumis à l'action de l'acide sulfurique, se dédoublent en acides gras et en glycérine , mais que cette substance n'occupe pas encore une place bien définie dans la série organique.

M. Pelouze, un des premiers, par sa découverte, en 1835, des acides sulfoglycérique et phosphoglycérique (analogues aux acides sulfovinique et phosphovinique), fit entrevoir l'analogie entre la glycérine et l'alcool; plus tard (1856) cette analogie a été confirmée par MM. Pelouze et Frémy de la manière suivante, au chapitre consacré à l'énumération des principaux alcools : « Il existe probablement d'autres corps qui seront rangés plus tard dans la famille des alcools. Ainsi la glycérine paraît, dans quelques-unes de ses réactions, se comporter comme un alcool, et pourrait, jusqu'à un certain point, être placée à côté des alcools précédents (1). »

Mais c'est surtout à M. Berthelot que l'on doit d'avoir fait le plus de recherches sur cette question.

Il résulte, en effet, des expériences de ce dernier chimiste que la glycérine forme des corps neutres en se combinant avec les acides. Ces combinaisons traitées par la potasse donnent de la glycérine en fixant les éléments de l'eau, et reproduisent l'acide primitif qui se combine avec l'alcali. Les composés artificiels de glycérine se comportent donc comme les corps gras naturels, et, comme eux, ils se rapprochent des éthers par toutes leurs propriétés fondamentales. Les analogies chimiques de la glycérine et de l'alcool sont donc évidentes.

MM. Socoloff et Debus, en Allemagne, viennent d'ajouter un témoignage de plus à cette opinion par la découverte récente de l'*acide glycérique*. On sait que chaque alcool a son acide, qui est à lui ce qu'est l'acide acé-

____

(1) *Traité de Chimie générale*, t. V, p. 1.

tique à l'acool ordinaire. Ce nouvel acide joue vis-à-vis de la glycérine le même rôle que l'acide acétique vis-à-vis de l'alcool, ce qui établit, une fois de plus, la similitude de la glycérine avec les alcools (1).

Mais on trouve aussi des différences curieuses entre ces substances.

La première de ces différences consiste dans l'existence de plusieurs séries de combinaisons neutres formées par la glycérine et un même acide, tandis que l'alcool ne forme avec les acides qu'une série de composés : d'où M. Berthelot pense qu'on peut considérer la glycérine comme un alcool distinct ou *alcool triatomique*. Cet ingénieux opérateur, poursuivant avec M. de Luca (2) les combinaisons complexes résultant de l'union simultanée de la glycérine avec plusieurs acides différents, a montré la richesse et la variété presque infinie de ces combinaisons glycériques, — qui peuvent arriver à 200 millions de composés, pour une seule catégorie d'équivalents, — souvent analogues ou même identiques à certaines substances naturelles.

En second lieu, M. Berthelot aurait obtenu la transformation de la glycérine (et de la mannite) en un sucre particulier : « Les analogies qui existent entre la fermentation alcoolique de la mannite et de la glycérine et la fermentation alcoolique des sucres proprement dits font naître tout d'abord l'opinion que ces deux fermentations pourraient bien n'être pas réellement distinctes ; si (la mannite et) la glycérine fournissent de l'alcool, c'est qu'elles ont peut-être passé au préalable par l'état de sucre. » En effet, à la suite d'expériences très-variées, la glycérine étant dissoute dans l'eau, au contact de certaines substances azotées, de nature animale, « il s'est produit dans plusieurs cas un sucre proprement dit susceptible de réduire (accidentellement, il est vrai) le tartrate cupro-potassique, et d'éprouver immédiatement, sous l'influence de la levure de bière, la fermentation alcoolique. » Si ces nouvelles expériences venaient à être confirmées, elles conduiraient à ce résultat nouveau que la glycérine (comme la mannite), « corps assez stables, privés du mouvement rotatoire, » se transformeraient par la fermentation, dans quelques circonstances, « en une substance douée d'une stabilité moindre et d'un ordre de complication plus élevé, c'est-à-dire en un sucre véritable, analogue aux sucres qui se forment, sous l'influence de la vie, au sein des tissus des végétaux et des animaux. »

Dans la dernière édition du Dictionnaire de MM. Littré et Robin, où

(1) *Journ. fur Path. Chem.*, t. CVI, p. 79, et *Journ. de Chim.*, XXXIII, p. 476.

(2) *Sur les combinaisons formées entre la glycérine et les acides chlorhydriques, bromhydriques et acétiques*, par MM. BERTHELOT et de LUCA. *Journ. de Pharmacie et de Chimie*, t. XXXIV, p. 19

l'on trouve le résumé assez précis des points de vue nouveaux qui intéressent surtout les sciences physiques, les auteurs font remarquer les analogies de ce corps avec les sucres liquides. Ainsi les corps oxydants, tels que l'acide azotique et le peroxyde de manganèse, donnent avec la glycérine, comme avec le sucre, des acides oxalique, formique et carbonique. Aussi la glycérine est-elle comprise en tête de la première catégorie des sucres avec la mannite, la dulcine, etc.

Enfin, plus récemment encore, M. Pasteur, a signalé à l'Académie des sciences la présence de la glycérine parmi les produits constants de la fermentation alcoolique du sucre de canne.

Nous sera-t-il permis de faire remarquer, même à la suite de ces savants, que cet accord tout chimique de la glycérine avec les alcools et les sucres ne doit pas faire oublier son origine provenant nécessairement des matières grasses, ni la place qu'elle occupe, comme le rôle qu'elle joue dans leur constitution ? Ainsi, pendant que, dans les principes immédiats de ces corps, c'est l'acide (oléique, stéarique, margarique, butyrique, caprique, hircique, phocénique, palmitique, ricinique, etc.) qui forme l'élément variable, c'est la glycérine qui reste, au contraire, l'élément fixe et la base pour ainsi dire nécessaire de la combinaison. Enfin, il faut ajouter que la glycérine se retrouve non-seulement dans les graisses et les huiles animales, mais encore dans les matières grasses ou visqueuses du lait, de l'œuf, du sang et du cerveau (1).

3° *Sous le rapport de son action sur l'économie animale*, l'agent dont nous parlons, appliqué à l'extérieur, lubrifie la peau, assouplit les tissus sans les graisser, entretient une humidité douce et onctueuse à la surface du derme dont il conserve la souplesse. De là le parti avantageux que la parfumerie en a tiré dans ces derniers temps pour la confection de divers cosmétiques.

Mise en contact avec les membranes muqueuses, la glycérine exerce la même action que sur la peau. Sur les parties délicates, telles que la conjonctive, elle fait éprouver une sensa-

(1) La constitution de l'acide oléophosphorique, découvert par M. Frémy, dans ses recherches sur les matières grasses du cerveau, et retrouvé par M. Gobley dans les matières grasses de l'œuf et du sang, paraît également se rattacher aux mêmes points de vue généraux. En effet, ce corps possède la propriété remarquable de se dédoubler en glycérine et en acides phosphorique, oléique et margarique. BERTHELOT, *loc. cit.*

tion légère, analogue à celle des agents faiblement styptiques et hygrométriques, surtout lorsque cette substance , de qualité inférieure, contient un certain nombre d'acides. Si l'on recouvre de glycérine les lèvres gercées par le froid, on sent bientôt de la chaleur dans ces parties, et, même à l'air, on éprouve un grand soulagement sous le rapport de la douleur, suivant M. Luton.

D'après nos expériences, elle se mélange facilement aux matières albumineuses, qu'elle dissout en partie. Elle s'oppose à la coagulation du sang lorsqu'on l'agite avec ce liquide au sortir de la veine. Plongé dans la glycérine, le caillot fibrineux éprouve d'abord un retrait notable par l'absorption du sérum, puis s'y dissout à la longue et en partie, sans présenter de traces de décomposition putride. Les fausses membranes d'origine récente se dissolvent aussi peu à peu dans la glycérine.

Cette substance préserve les matières animales de la putréfaction. Dès 1846 M. Warington prenait un brevet pour l'emploi de la glycérine comme agent conservateur des matières organiques. Et, parmi nous, MM. Demarquay et Luton paraissent avoir mis cette propriété antiseptique hors de doute dans plusieurs séries d'expériences qu'il n'est pas sans intérêt, à cause de cette propriété importante, de faire connaître ici.

1re SÉRIE. — De la chair musculaire de bœuf et de mouton, et des végétaux frais, ayant été mis, d'une part, dans la glycérine pure, d'autre part dans de l'eau ordinaire, les tissus plongés dans l'eau se sont bientôt putréfiés, tandis que, après trois mois, les matières placées dans la glycérine se sont conservées intactes et sans aucune modification sensible dans leur constitution.

2e SÉRIE. — Des essais, sur une plus grande échelle, ont été faits avec des côtelettes de mouton, des tranches de bœuf cru, un pigeon tout entier, dans de grands bocaux avec de la glycérine pure. Après un intervalle de plus de quarante jours, la conservation fut parfaite. Les tissus se sont un peu contractés, ils sont devenus demi-transparents, comme gélatineux, et sont restés cependant très-fermes.

3e SÉRIE. — Le pied d'un cadavre fut injecté avec de la glycérine pure. Un mois après l'injection, ce pied parut aussi frais qu'au moment de l'opération : la peau avait conservé sa couleur normale, toutes les articulations étaient souples, et les tissus avaient une fermeté naturelle. Sur la surface de la section, les muscles étaient durcis, racornis et couverts de moisissures : toutes apparences excluant l'idée de la décomposition ammoniacale.

Deux autres pieds et un avant-bras tout entier, injectés de la même manière, étaient encore, après quinze jours, dans un état de conservation parfaite. Les tissus imbibés de glycérine avaient conservé leur humidité et leur couleur normales.

4ᵉ SÉRIE. — Deux fœtus de cinq mois et demi, jumeaux et mort-nés, ayant été injectés avec de la glycérine pure par le cordon ombilical, le résultat (l'expérience était, il est vrai, assez récente encore au moment de la communication) fut le même (1).

Nous avons répété pour notre part quelques-uns de ces essais, en conservant de la chair musculaire de mouton comparativement dans la glycérine, le chlorure de zinc et le sublimé corrosif, pendant ces derniers mois, surtout en juin dernier, qui a présenté une élévation de température assez considérable. Aujourd'hui, après trois mois de conservation, la chair recouverte par la glycérine est ferme et elle a conservé manifestement la disposition striée de ses fibres ; seulement elle est un peu décolorée, mais aucune odeur ne s'exhale du vase. Elle est loin de présenter cet aspect sec, ratatiné et comme fibreux de la chair conservée dans les caustiques.

La glycérine ne fermente que difficilement, même en présence des ferments organiques. C'est donc un agent conservateur des matières organiques. Et cette propriété antiseptique peut jeter un grand jour, comme nous le dirons plus bas, sur le mécanisme de cet agent, employé dans le pansement des plaies suppurées et de mauvaise nature.

A l'intérieur, d'après M. W. Lauder-Landsay, la glycérine aurait une propriété nutritive analogue à celle de l'huile de foie de morue. Ce médecin a publié dans l'*Edimburg Medical*

____

(1) *Comptes rendus des Séances et Mémoires de la Société de Biologie,* janvier 1856, p. 11.

Journal (septembre 1856), sur cette question, un travail dont quelques passages méritent de trouver place ici. Nous laissons donc la parole au savant médecin d'Édimbourg :

« Voulant expérimenter les propriétés nutritives de la glycérine, j'en pris deux cuillerées à thé, chaque matin, pendant un mois. Je ne changeai rien ni à mon régime alimentaire ni à mon genre de vie pendant toute la durée de l'expérience ; seulement je pris moins d'exercice que d'habitude à cause du mauvais temps. Au bout de quinze jours, mon poids avait augmenté d'une livre et demie ; au bout du mois, je pesais deux livres de plus qu'auparavant. Je suspendis l'usage de la glycérine, et mon poids diminua graduellement ; six semaines après avoir cessé d'en prendre, j'avais perdu une livre. Ce médicament ne produisit aucun autre effet sur moi. On peut en prendre chaque jour une très-forte dose, mélangée àvec du chocolat ou du café. Ce dernier mode d'administration est celui que je préfère. Je me suis quelquefois servi de glycérine pour édulcorer du café à l'eau ; mais elle donne à l'infusé une saveur particulière, qui disparaît toutefois complétement si on y ajoute du sucre. La glycérine se mélange très-facilement avec toute espèce de liquide. Elle ne communique aucun mauvais goût au lait, à la crème, ni même à l'eau.

» J'ai étudié avec soin l'action nutritive et altérante de la glycérine chez huit malades, quatre hommes et quatre femmes, qui en prirent chaque jour de deux à trois cuillerées à café ou à soupe, pendant l'espace d'un mois. J'ai remarqué que l'amélioration la plus notable de l'état général ne coïncidait pas toujours avec une augmentation du poids du corps. Tous les sujets, avant d'être soumis à l'expérimentation dont il s'agit, étaient plus ou moins anémiques, maigres et affaiblis ; rien, d'ailleurs, ne fut modifié dans leur alimentation, ni dans leurs habitudes. Néanmoins, l'état général présenta chez tous les signes d'une grande amélioration ; ils étaient plus gras, plus forts ; quelques-uns avaient même le teint vermeil. »

Nous compléterons ces renseignements au chapitre de l'usage interne de la glycérine.

IV

Les applications qui ont été faites de la glycérine aux diverses branches de l'art de guérir peuvent se rapporter à trois chefs principaux que nous devons successivement examiner.

§ 1er.

Usage pharmaceutique.

Les communications adressées par M. Cap, le 14 janvier 1854, à l'Académie impériale de Médecine (1), et, peu après, par MM. Cap et Garod à la Société de Pharmacie (2), et insérées dans le *Journal de Pharmacie et de Chimie* de la même année, celles de M. Soubeiran, de M. Wilson, et enfin de M. Haselden, résument fidèlement la question. Nous demanderons à nos lecteurs la permission de présenter ici un abrégé très-succinct des notions que nous devons à ces habiles chimistes, plus compétents que nous sur cette question spéciale.

A. — Le principal objet des recherches de MM. Cap et Garod a été d'étudier la propriété dissolvante de la glycérine, par rapport aux substances médicamenteuses les plus employées dans la thérapeutique. Examinant son action sur les métalloïdes et leurs sels, sur les alcaloïdes et leurs sels, sur les corps organiques, sur les substances végétales, sur les extraits médicamenteux, il est résulté de cet examen une série assez nombreuse de produits pharmaceutiques nouveaux, ayant la glycérine pour excipient, et à cause de cela désignés sous le nom de *glycérolés*.

Voici quelques-uns des résultats obtenus par ces chimistes, et qu'il peut être intéressant de connaître :

(1) *Mémoire sur la Glycérine et ses applications aux diverses branches de l'art médical.*

(2) *Des glycérolés médicinaux.*

2

La glycérine a peu d'action sur le *soufre*, mais le sulfure de potasse et le sulfure de chaux, récemment préparés, sont très-solubles dans ce liquide.

Après l'alcool, la glycérine est le meilleur dissolvant de *l'iode*, qui s'y dissout, au 100e, sans addition d'iodure de potassium; et le mélange (glycérolé) qui en résulte, d'une coloration et d'une odeur safranées, se conserve très-facilement dans les flacons à l'abri de l'air.

La glycérine est le dissolvant le plus actif de *l'iodure de soufre*, qui, insoluble dans l'eau, décomposé par l'alccol, réclame 82 parties d'huile pour sa solution et seulement 60 de glycérine.

La propriété dissolvante de ce dernier agent tient le milieu entre l'alcool et l'eau pour *l'iodure de potassium*. Une partie de ce sel se dissout très-facilement dans trois parties de l'excipient en question.

A l'égard de *l'iodure mercurique* (insoluble dans l'eau), une partie de ce sel se dissout dans 200 parties d'alcool et dans 300 parties de glycérine.

L'iodure double de potassium et de mercure peut se dissoudre dans 15 parties de glycérine.

Le *bichlorure de mercure* est plus soluble dans celle-ci que dans l'eau distillée. Un gramme de bichlorure exige 14 grammes de glycérine pour une solution complète par simple trituration.

Le *calomel* (chlorure mercureux) est complétement insoluble dans la glycérine, comme dans l'eau, l'huile et l'alcool.

Le *sulfate de quinine* est presque aussi soluble à froid dans la glycérine que dans l'alcool. Il faut 45 parties d'alcool ou 48 parties de glycérine. A chaud, cette substance en dissout 1 partie sur 40, sans que le glycérolé qui en résulte se trouble, ni cristallise par le refroidissement. Au 40e, ce glycérolé est blanc, limpide, n'ayant pas l'apparence opaline de la plupart des solutions de ce sel, d'une saveur amère, et parfaitement soluble dans l'eau, sans précipitation de l'alcaloïde qui s'y trouve dissous.

Le *tannin* se dissout facilement à froid dans 6 parties de glycérine. Le glycérolé est de couleur feuille morte et très-soluble dans l'eau.

Les *sels de morphine* (le chlorhydrate et l'acétate) sont solubles dans la glycérine, dans une proportion qui l'emporte en solubilité sur tous les autres excipients.

La *strychnine*, presque insoluble dans l'eau, se dissout en proportion notable (au 30e) dans la glycérine. Cet excipient est le meilleur dissolvant du *nitrate de strychnine*.

De même pour la *vératrine*, la *brucine* et *l'atropine*.

Le *tartre émétique*, insoluble dans l'huile et dahs l'alcool, se dissout dans 14 parties d'eau et dans 30 parties de glycérine.

— Quant aux *corps neutres organiques* :

Le *sucre* ne se dissout dans la glycérine qu'en proportion de la quantité d'eau retenue par cette substance. Pour obtenir un sirop de glycérine, il suffit d'en mêler une quantité quelconque avec du sirop de sucre ou tout autre sirop médicamenteux.

La *gomme arabique* est très-soluble dans la glycérine, et suivant la proportion réciproque de ces substances, on peut obtenir des mucilages transparents et de bonne consistance, des sparadraps gommeux conservant toute leur souplesse, etc.

La glycérine agit sur les *gommes résines* (*goudron*, *g mme ammoniaque*), à peu près comme le fait l'alcool aqueux ou le vinaigre.

Elle a peu d'action immédiate sur le *camphre* et l'*amidon*.

En raison de son action sur les huiles volatiles et sur les résines, sur les matières extractives et les alcaloïdes, dans lesquels résident en particulier les propriétés actives des végétaux, la glycérine peut avoir, quant à la préparation des médicaments au moyen des plantes fraîches, des avantages recommandables. Ce véhicule dissout également les extraits aqueux et hydroalcooliques, le laudanum de Rousseau et de Sydenham, les teintures, etc., auxquels il se mêle entièrement et en toute proportion : d'où résultent des préparations homogènes, ne changeant pas de nature par le repos.

Enfin, la glycérine se dissout, en très-petite proportion, il est vrai, dans le *collodion* ; mais cette proportion suffit pour donner à ce produit une souplesse et une élasticité qui le rendent beaucoup plus parfaitement propre à certains emplois chirurgicaux que le collodion élastique ordinaire (additionné d'essence de térébenthine et d'huile de ricin) : c'est-à-dire qu'il a la propriété de recouvrir également la surface cutanée, d'y adhérer sans se dessécher trop promptement, sans se fendiller et sans crisper la peau. 2 parties de glycérine sur 100 parties de collodion remplissent très-bien ce but.

B. — M. SOUBEIRAN a inséré la même année (1854), dans le *Bulletin général de Pharmacie*, une note sur la facilité que l'on a, au moyen de la glycérine, de faire absorber par la peau certains médicaments énergiques, tels que la strychnine, la vératrine, l'atropine (1) et les sels de morphine insolubles dans l'eau, et qui s'incorporent parfaitement dans le nouvel excipient proposé.

(1) La vératrine et l'atropine doivent être préalablement traitées par quelques gouttes d'acide chlorhydrique.

C.—M. Wilson (1), qui s'est occupé beaucoup de la question, fait dissoudre 0 gr. 075 millig. de *sulfate de quinine* dans 4 gr. de glycérine, et obtient une liqueur d'une belle couleur paille clair, d'une saveur amère.

De même 0,05 centig. d'*iodure de quinine* pour 4 gr. de véhicule.

Le *citrate de fer et de quinine*, 0,25 centig. pour 4 gr.

L'*iodure de fer*, également 0,25 centig. pour 4 gr. ; liquide d'une belle couleur jaune citron et d'une saveur fortement ferrugineuse.

L'*ammonio-citrate de fer*, 0,40 centig. pour 4 gr.

Le *pyro-phosphate de fer*, 0,25 centig. pour 4 gr.; liquide opaque, d'un blanc de lait, d'une saveur légèrement ferrugineuse.

M. Wilson ajoute encore d'autres préparations de glycérine avec les essences (de séné ou de rhubarbe, de canne ou de girofle, etc., etc.). L'essence de citron, préparée à la glycérine, est d'une belle couleur jaune paille, d'un goût et d'un arome délicieux.

D.— M. Haselden (2) a insisté sur la propriété spéciale de la glycérine de dissoudre le *dissulfate de quinine*, dans la proportion de 10 centigrammes de ce sel pour 3 grammes de véhicule. Il en résulte un liquide qui, d'abord opaque, se change au bout de quelques heures en un soluté limpide offrant une teinte superficielle d'un bleu pâle, et cela sans l'aide de la chaleur ni d'aucun acide. Ce soluté est miscible, en proportions variées, avec les eaux distillées et les teintures.

L'*acide gallique*, qui ne se dissout que dans 100 p. d'eau froide, est soluble dans moins de 12 p. de glycérine. On obtient alors un liquide limpide, de couleur paille, d'une saveur douceâtre, subacide, qui n'offre rien de désagréable.

L'*acide tannique* se dissout également d'une manière facile dans la glycérine, etc., etc.

Nous n'avons pas besoin de dire que ces proportions sont au *maximum* de la substance médicamenteuse, et que le médecin peut en varier à volonté les doses au-dessous.

Mais n'empiétons pas trop sur un domaine qui n'est pas le nôtre et où peut-être déjà nous nous sommes trop engagés, poussés par le désir de présenter à nos lecteurs l'étude aussi complète que possible d'un agent aussi curieux à étudier et non moins utile à connaître.

(1) *Bulletin de Thérapeutique*, mai 1857.
(2) *The Lancet*, 15 *août* 1857.

D'après nos expériences, la glycérine peut servir encore d'excipient au *brôme*, à l'*acide arsénieux*, au *perchlorure de fer*, etc., qui se dissolvent très-bien dans ce liquide.

Il résulte de cet exposé, que la glycérine jouit d'une propriété dissolvante qui permet de l'utiliser avec avantage à titre de nouvel excipient, et que la merveilleuse facilité avec laquelle elle se prête à toutes les formes médicamenteuses peut la rendre susceptible des applications les plus diverses.

Ce qui doit, selon nous, légitimement rester de ces intéressantes recherches, pour la pratique, c'est un dissolvant actif, véhicule approprié pour un assez grand nombre d'agents médicamenteux, tels que les métalloïdes, les sels et les corps organiques, qui s'incorporent intimement dans la glycérine : excipient qui aura, dans bien des cas, une supériorité marquée sur tous les autres pour l'usage externe, grâce à la merveilleuse facilité avec laquelle cette substance assouplit par elle-même et pénètre les pores de la peau, grâce encore à l'homogénéité parfaite et durable de ces mélanges, et surtout en raison de l'inaltérabilité relative qu'elle communique à ces produits. Et cette dernière propriété est si remarquable, que, d'après nos expériences, même les préparations les plus délicates et qui s'altèrent très-rapidement,—telles que les mucilages de gomme et les émulsions d'amandes,—jouissent, par leur mélange avec la glycérine, et suivant les proportions de cette dernière, du privilége de se conserver assez longtemps, même pendant l'été, sans rien perdre de leur fraîcheur, sans présenter aucune trace d'altération.

Ces notions de matière médicale acquises, passons maintenant aux applications de la glycérine à la thérapeutique.

§ 2.

Usage externe.

C'est surtout comme agent topique que la glycérine a fait son entrée dans la thérapeutique. La propriété qu'a ce produit de pénétrer la peau, de la rendre souple, d'entretenir à la surface des tissus une humidité permanente, de dissoudre enfin les produits de la desquamation épidermique, plus ou moins altérée, lui réservait sans doute une place marquée dans le traitement de certaines affections cutanées.

Pour mieux juger l'action intrinsèque de ce nouveau topique, il convient, — avant d'étudier ce qui a rapport à son emploi, pur et simple, sans addition d'aucun autre médicament,— de nous occuper d'abord de son action lorsqu'il sert de véhicule à d'autres composés.

A. — *Action topique de la glycérine médicamenteuse.*

La glycérine a été employée, associée à la plupart des substances médicamenteuses qu'elle peut dissoudre, contre les dartres, les teignes, les gerçures, les fissures, les brûlures, les engelures, l'érysipèle, la gale, etc.. etc.

Nous serons bref sur toutes ces applications souvent empiriques.

Contre les *dartres*, eczéma, lichen, psoriasis, etc., etc., et en combinaison avec le biborate ou le bicarbonate de soude, elle est regardée par le docteur Mercer Adam (1) comme un inappréciable remède (*as an invaluable remedy*). M. Stirling (2) l'emploie soit avec le borax, soit avec l'iode et l'iodure de potassium, contre le pityriasis, le psoriasis, le lichen, la lèpre, l'eczéma, certains cas de lupus, enfin contre la plupart des éruptions de nature scrofuleuse ou même syphilitique.

M. Gibert (3), à Paris, se loue aussi, dans le traitement topique des dartres, d'un glycérolé de goudron (obtenu au moyen de 2 parties de goudron purifié pour 30 de glycérine, en ajoutant à chaud q. s. de poudre d'amidon). Ce topique, suivant le médecin de l'hôpital Saint-Louis, calme les démangeaisons,

---

(1) *Supplem. Notes on Glycerine, Edimburg, Medic. Journ..* avril, 1857.
(2) Ibid.
(3) *Gazette des Hôpit* , août 1857.

dessèche les excoriations, tarit l'exhalation, résout les rougeurs.
Aussi l'eczéma *rubrum*, l'impétigo, l'intertrigo, le prurigo des
bourses et de l'anus, l'acné *rosacea*, la mentagre subinflamma-
toire seraient-ils modifiés sous son influence de la manière la
plus avantageuse.

M. le docteur Bazin fait particulièrement usage de la glycérine associée au tannin dans l'acné *rosacea* et le lupus. Ce
même médecin, dont l'autorité est si importante en ces matières,
emploie aussi la glycérine associée à l'eau de son et au carbonate de soude contre les affections cutanées et les eczémas
qu'il nomme de *nature arthritique* (1).

M. Bougard, de Belgique (2), a rapporté :

Obs. I. — Un jeune homme était affecté depuis plusieurs années d'un eczéma chronique, qui envahissait presque tout le corps, mais qui était surtout
très-intense aux jambes et aux pieds : ces parties étaient le siége de démangeaisons intolérables. De nombreux remèdes avaient échoué, et en
dernier lieu la suie de bois, d'abord seule, puis incorporée au cérat. Après
quatre mois d'essais, la glycérine pure n'amena qu'un amendement passager. — Puis un mélange des deux produits (glycérine et suie) en poids
égal fut employé. « Ce moyen, dit l'auteur, eut un succès étonnant ; après
quinze jours de son emploi, l'eczéma était presque guéri, et la cure fut
bientôt radicale. » Depuis, à différentes reprises, l'usage de ce mélange
dans l'eczéma des oreilles, du cuir chevelu, etc., aurait toujours été
suivi de résultats très-avantageux.

Dans un cas d'*herpès prœputialis* ancien et rebelle, le docteur Vidal (3) a employé la glycérine unie au tannin.

Obs. II. — Après avoir tenté en vain l'intervention de la charpie
sèche, le vin aromatique, les lotions de sublimé, la fécule seule, puis mélangée de calomel, la disposition herpétique, qui existait depuis douze

(1) Eau de son 500 gr ; glycérine 15 gr.; carbonate de soude 1 gr. — Un coup
d'œil exercé peut servir à distinguer, suivant **M.** Bazin, dans les éruptions cutanées
d'origine arthritique, les caractères spécifiques qui leur sont propres : une certaine
coloration bleuâtre des téguments qui les entourent, la dilatation des capillaires,
quelquefois des varices, la douleur pongitive, lancinante, qui accompagne chacun des
éléments éruptifs, etc., etc.

(2) *Journ. de Méd. de Bruxelles*, sept. 1856.

(3) *Bulletin de Thérap.*, mars 1856, p. 223.

ans, se jouait de tous ces efforts. Enfin, un glycérolé de tannin (40 gr. de glycérine pour un gr. de tannin) ayant été prescrit, « sous l'influence de ce traitement, qui est des plus simples et des plus inoffensifs, l'herpès disparut en deux jours et n'a pas reparu depuis. » Deux fois encore, dans des cas récents, M. Vidal ayant employé le même topique, la guérison fut aussi rapide que durable.

A Vienne, MM. Hebra et Richter font un très-grand usage d'un glycérolé iodo-ioduré (parties égales de glycérine d'une part, d'iode et d'iodure de potassium d'autre part) contre les affections scrofuleuses ou syphilitiques. Ce glycérolé se mélange très-facilement à l'eau ou à l'alcool. Dans son état de concentration, il exerce une action caustique, et il jouirait, suivant ces médecins, presque d'une vertu spécifique contre le *lupus*, dont il amène la fonte des tubercules, même lorsqu'ils sont profondément situés, sans attaquer les parties en voie de cicatrisation. Ce topique, dont le contact est douloureux pendant plus de deux heures, est annoncé comme ayant le grand avantage de guérir le lupus sans produire des cicatrices difformes. Il a un certain crédit en Allemagne (1). Aussi le docteur Rieseberg rapporte tout récemment un fait pour démontrer son efficacité contre l'esthiomène :

Obs. III. — Une fille de vingt-six ans était affectée, depuis trois années, de lupus tuberculeux ulcéré. On avait employé une foule de remèdes sans succès bien apparent, lorsque M. Rieseberg, en novembre 1856, voyant la maladie prendre un nouveau et grand développement, conçut l'idée d'appliquer l'iode d'après la méthode de Hebra. Il fit dissoudre 4 gr. d'iode dans 8 gr. de glycérine, et appliqua, tous les deux jours, la solution, au moyen d'un pinceau, sur l'endroit affecté, qu'il fit ensuite couvrir avec du papier gutta-percha. L'effet en fut aussi prompt que favorable ; la lèvre supérieure et le bout du nez, seule partie qui restât de cet organe, se guérirent promptement... Après dix mois de ce traitement, toutes les ulcérations avaient disparu et se trouvaient remplacées par des cicatrices unies et de couleur naturelle (2).

(1) *Medizinische Zeitung*, octobre 1857, et *Rev. médic. chirurgic.*, septembre 1858.
(2) *Vochenschrifft* et *Annales de la Flandre occid.*, 17ᵉ liv., 1856.

Contre les *affections parasitaires*, en Angleterre, le docteur Deighton (de Clapham) s'est servi avec succès de la glycérine en combinaison avec l'hyposulfite de soude contre les teignes et autres affections du cuir chevelu. — En France, M. le docteur Bourguignon (1) a recommandé, contre la gale, la substitution de la glycérine en frictions aux corps gras.

M. Anciaux (2) croit devoir combattre topiquement l'*érysipèle* par un mélange de précipité blanc (1 p.), d'alun (30 p.) et de glycérine (100 p.). A l'aide de cette préparation, notre confrère de Bruxelles prétend avoir guéri cinq cas d'érysipèle en très-peu de temps, et avoir rapidement soulagé et même guéri quelques affections cutanées rebelles, telles que certains eczémas et des *ulcères atoniques*.

Contre les *fissures* et *ulcérations* qui compliquent fréquemment le *lichen agrius*, notamment lorsqu'il est fixé à la peau de la face dorsale des articulations phalangiennes, aux poignets et aux plis de flexion des grandes articulations des membres, M. le docteur Chausit (3) recommande un glycérolé d'aloès. Dans quatre observations rapportées par l'auteur, l'éruption avec ses complications a été complétement modifiée, en quelques jours, sous la seule influence de ce topique. Au reste, pour se convaincre que ces résultats étaient bien dus réellement à son action, M. Chausit, dans l'un de ces cas où le lichen était fixé simultanément sur les deux mains, a appliqué le glycérolé d'aloès sur l'une des deux mains exclusivement : or, sur cette main, l'éruption fut avantageusement modifiée, tandis qu'elle resta stationnaire sur l'autre.

Pour guérir les *crevasses des mamelles*, les *gerçures des lèvres*, les *engelures*, les *brûlures*, M. Lauder-Landsay (4) a préconisé des lotions de glycérine unie à l'eau de roses et additionnée d'un peu de borax.

---

(1) *Bulletin de Thérap.*, 1855, p. 481.
(2) *Presse méd. belge* et *Moniteur des Hôpitaux*, mai 1857.
(3) *Gazette des Hôpitaux*, avril 1857.
(4) *Supplem. Notes*, loc. cit.

Obs. IV. —Un mélange analogue (eau 120 gr., glycérine 30 gr., borax 2 gr. 50) a cicatrisé, d'après une observation de M. Brinton (1), des *ger-çures de la langue* qui duraient depuis longtemps et ne paraissaient pas dépendre d'un vice syphilitique ; la déglutition, la mastication et surtout la parole s'accompagnaient de douleurs excessivement vives. Cette affection avait résisté à un grand nombre de traitements. Dès l'application du glycérolé, une amélioration remarquable se manifesta aussitôt. On joignit alors à ce moyen l'usage interne de l'iodure de potassium, et au bout de peu de semaines, il ne restait d'autres traces de ces gerçures que de légères dépressions de la muqueuse linguale.

M. le docteur Van Holsbeck (2) a institué un nouveau traitement de la *fissure à l'anus :* il s'agit de l'application topique d'un glycérolé de tannin (1 p. de tannin pour 16 p. de glycérine) introduit matin et soir, au moyen de mèches, dans le rectum. Les malades intelligents peuvent faire aisément eux-mêmes ce petit pansement. Dans un cas, la guérison avait été obtenue en cinq jours.

Il est inutile d'aller plus loin. Les exemples cités prouvent surabondamment que, dans ces combinaisons, faciles à varier à l'infini, l'agent principal de la guérison n'a pas été la glycérine, et que cette substance a joué, dans la plupart des occasions, un rôle purement secondaire en servant d'excipient à des médicaments plus actifs.

Mais, limitée à ce rôle, la glycérine n'aurait-elle d'autre valeur que l'eau, l'alcool ou les corps gras, qui servent pareillement de véhicule ou de menstrue, suivant la diversité des circonstances? A ne considérer ici que ce point de comparaison, nous croyons rester dans le vrai en disant de l'excipient qui nous occupe, que dans beaucoup de cas la préférence devra lui être donnée. En effet, les corps gras s'altèrent et rancissent facilement, et ils acquièrent par là des qualités irritantes pour la peau : ils ne contiennent qu'en suspension, et non en dissolution, la plupart des médicaments qu'on leur confie ; en sorte que

(1) *The Lancet*, mars 1857.
(2) *Dublin medic. Press.*, janvier 1857.

ceux-ci pénètrent moins facilement par les voies de l'absorption tégumentaire. L'alcool ordinaire se volatilise presque aussitôt à la température extérieure et surtout à celle du corps humain ; pur, il agit comme cathérétique en coagulant les matières albuminoïdes de nos tissus ; étendu, son pouvoir dissolvant faiblit ou s'arrête. L'eau peut être rarement usitée. —Au contraire, la glycérine, qui ne s'altère pas, ne se volatilise pas, qui soustrait les matières animales à la décomposition, qui est absorbée avec facilité et pénètre les téguments, et qui se fait remarquer, en outre, par ses qualités onctueuses et la variété comme l'intensité de son pouvoir dissolvant, peut remplacer, dans nombre de cas, avec avantage, les véhicules usités jusqu'ici.

Sans rien concéder ici de nos principes ou nous départir de nos réserves à l'endroit de la médication topique en général, si nous énumérons les avantages que présente à nos yeux tel ou tel excipient, il doit être bien entendu que nous supposons, avant tout, le cas d'une légitime indication pour la médication même. Le vulgaire et bon nombre de médecins, parmi les spécialistes surtout, sont tellement portés à abuser des topiques, qu'il convient de réprimer plutôt que de favoriser cet entraînement, dont les suites ne sont pas toujours sans dangers. Mais dans quelques circonstances, cette médication peut avoir son opportunité : il faut savoir en distinguer l'évidence et en connaître toutes les ressources. Ce n'est pas le lieu d'en dire davantage à cet égard.

B. — Action topique de la glycérine pure.

Pure, la glycérine a été recommandée principalement dans les circonstances suivantes :

1° Contre le pityriasis et les affections pruriteuses ;

2° Dans le pansement des plaies, ulcères, surfaces et cavités suppurantes ; surtout pour dissoudre les exsudations plastiques qui compliquent les solutions de continuité ou accompagnent d'autres affections;

3° Dans le but de remédier à l'état de sécheresse que contractent certains tissus sous des influences morbides diverses.

a. — Pityriasis et affections pruriteuses. — M. Startin est le premier (1845) qui ait parlé de cette indication; et il est assez remarquable que cette première application de la glycérine soit celle dont l'efficacité semble encore aujourd'hui, après tant d'autres essais, le mieux démontrée. Après ce médecin, M Shaw (1854), médecin de l'hôpital de Middlesex de Londres, a vanté beaucoup cet agent, qu'il emploie, mélangé avec une certaine quantité d'huile (1), en onctions sur le cuir chevelu, une ou deux fois la semaine. Par ce procédé, l'on obtient la chute rapide des écailles furfuracées et la guérison de l'affection pityriasique (2).

Il y a deux ans (1856), M. le docteur Paupert annonçait, dans une lettre, au *Moniteur des Hôpitaux*, que, dans de nombreux cas d'affections prurigineuses, la glycérine avait été avantageusement substituée, à la Maison de santé, dans le service de M. Demarquay, à tous les autres médicaments. Depuis cette époque, M. Paupert a adressé au même journal une communication où nous puisons les renseignements suivants (3) :

Obs. V. — Une des observations les plus remarquables est celle d'une dame âgée de quarante ans, atteinte depuis plusieurs années d'une hyperesthésie vulvaire, compliquée d'éruption ecthymateuse, qui ne lui laissait prendre aucun repos.

Tout ce qu'on avait tenté contre cette affection en avait plutôt exaspéré les symptômes que produit de l'amélioration. L'application de compresses imbibées de glycérine, renouvelées deux fois le jour, et les lotions d'eau froide matin et soir, ont promptement fait disparaître et la démangeaison et les pustules d'ecthyma. Depuis trois ans que ce traite-

---

(1) L'huile ne se mélange pas facilement à la glycérine : elle est ici sans profit pour la médication.

(2) *Med. Tim. and Gazette*, avril 1854, p. 347.

(3) *Moniteur des Hôpitaux*, 1858.

ment a été suivi, nous avons revu souvent cette dame, il n'y a point eu
de récidive

Obs. VI.—Un autre cas non moins concluant que le précédent, c'est celui
d'un jeune homme de vingt-huit ans atteint d'une hyperesthésie générale, compliquée d'érythème noueux survenu à la suite d'un traitement
hydrothérapique mal dirigé. La peau était sèche, ne fonctionnait que très-
imparfaitement, et la maladie en était arrivée à ce degré de gravité que
la raison du malade en avait éprouvé d'assez fortes secousses. Des onctions de glycérine, deux fois le jour, sur tout le corps, et principalement
à la face externe des membres, continuées pendant plusieurs semaines,
ont produit un amendement remarquable dans tous les phénomènes pa-
thologiques, et bientôt on a pu constater la disparition complète de la
démangeaison et le retour de toutes les fonctions à leur état normal.

M. **Demarquay** a retiré des applications de la glycérine des
effets non moins satisfaisants chez des femmes âgées atteintes
de prurit vulvaire. Ce traitement, mis en parallèle avec la médication arsenicale pour la même affection dans les maladies
papuleuses, aiguës ou chroniques, aurait constamment donné
des résultats tout à son avantage, et ce n'est qu'après une longue expérimentation que l'on a conclu en sa faveur.

Nous avons, quant à nous, employé une seule fois la glycérine contre le prurit vulvaire sans avantage bien réel. Il n'en a
pas été de même contre le pityriasis du cuir chevelu : quelques
frictions glycérinées ont souvent réussi, dans cette dernière affection, à calmer la démangeaison et à faire disparaître les la-
melles épidermiques, surtout dans une circonstance récente,
où le mal s'était propagé de la tête à toutes les régions couvertes par le système pileux. M. le docteur Follin a bien voulu
nous communiquer un fait du même genre qui vient à l'appui
de l'efficacité de la glycérine dans cette affection souvent assez
tenace du cuir chevelu.

Pour calmer la douleur prurigineuse qui suit la piqûre de
certains insectes, nous trouvons les renseignements suivants :

L'Illustration de Londres (7 mars 1857) dit qu'un correspondant
de Guatemala parle avantageusement de l'usage de la glycérine contre

la morsure des mosquittos. Elle sert, dit-il, à enlever la douleur instantanément. Plus de piqûres ni d'égratignures sur les jambes comme auparavant. Son action paraît tout à fait merveilleuse dans ce cas.

C'est donc surtout pour combattre les douleurs et les démangeaisons des éruptions dartreuses, pityriasis, ecthyma, eczéma, que l'on a surtout employé la glycérine pure dans leur traitement. Mais à part le pityriasis peut-être, là s'arrête son pouvoir contre les dartres; et si l'emploi de ce topique peut produire sur ces dernières une influence favorable, elle n'amène guère, par son seul bénéfice, la guérison (1).

Cependant elle peut encore dans ces cas jouer un rôle utile, quoique auxiliaire. Nous n'en citerons qu'un exemple (psoriasis) rapporté par le docteur Stirling :

Obs. VII.— Une cuisinière vint me trouver, elle se plaignait de ne pouvoir plus continuer son travail en raison d'un mal de mains. Elle avait essayé de plusieurs remèdes, et on lui avait conseillé d'abandonner tout ouvrage, pour quelque temps au moins. Je l'examinai : les deux mains, principalement la droite, étaient gonflées; la peau était épaisse et rude, et fendue en plusieurs endroits, principalement aux pliants des joints. Le moindre toucher ou effort de la peau lui causait une grande douleur; elle avait en même temps des suppurations séreuses ou sanguinolentes. On lui voyait une petite trace de psoriasis sur l'avant-bras droit, au-dessus du poignet. Il n'y avait aucune autre trace d'affection morbide. On lui ordonna d'avoir les mains couvertes de linges imbibés de glycérine et protégés de taffetas gommé, et de prendre de la liqueur arsenicale en petites doses matin et soir. En dix jours ses mains étaient presque guéries, et quelques jours après on ne voyait plus de trace de maladie. Il est à noter qu'elle a pu continuer ses occupations habituelles tout le temps du traitement (2).

b. — *Pansement des plaies.* — Notre compatriote, M. le docteur Dallaz, à Odessa, paraît être le premier qui ait appelé l'attention des médecins sur l'action cicatrisante des plaies, qu'il avait reconnue à la glycérine, particulièrement pour les plaies consécutives aux brûlures.

(1) *Sur l'emploi de la glycérine simple ou médicamenteuse dans le traitement des maladies de la peau,* par Alex. Devergie *Bullet. de Thérap.,* mars 1856 p. 241.
(2) *Edimb. med. Journ.,* loc. cit.

Un peu plus tard, **M.** Demarquay, remplaçant **M.** Denonvilliers dans le service chirurgical de l'hôpital Saint-Louis, eut l'idée d'appliquer cette substance au pansement de certaines plaies de mauvais aspect, assez fréquentes dans les salles de cet hôpital. En vingt-quatre heures, ces plaies avaient changé d'apparence, et la guérison s'obtenait alors très-facilement. Ce mode de pansement ayant été généralisé à tous les blessés du service, l'on observa que toutes les plaies conservaient un bon aspect rose et vermeil et se maintenaient dans un tel état de propreté qu'on était dispensé de les laver et de recourir à la spatule pour enlever le coagulum de pus et de cérat qui se forme toujours dans les pansements avec ce dernier corps gras. Les linges enduits de glycérine se lavaient avec la plus grande facilité. Enfin, il fut reconnu qu'elle modérait la suppuration, réprimait l'exubérance des bourgeons charnus et activait la cicatrisation. Une première note sur ces résultats avantageux fut lue par M. Demarquay à l'Académie des sciences, le 22 octobre 1855.

Ce chirurgien a étendu ensuite le cercle des applications de la glycérine à la pourriture d'hôpital, aux chancres, aux bubons, aux clapiers, aux fusées purulentes, aux ulcérations du col de l'utérus, aux vaginites, etc.

M. Denonvilliers, dans le service duquel ces premiers essais avaient été pratiqués, proclama à son tour les bons effets des propriétés topiques de la glycérine, dans la séance du 24 novembre 1855, à la Société de chirurgie. Laissant de côté les dernières applications de cet agent aux trajets fistuleux, aux bubons syphilitiques, aux ulcérations du col utérin, etc., et restreignant sa communication aux *plaies simples* exposées ou qui suppurent, ce professeur proposa de substituer, pour ces dernières, la glycérine au cérat (1). Selon M. Denonvilliers :

... Voici comment on emploie cette substance : on en verse une certaine

(1) *Bulletin de la Société de chirurgie de Paris*, 1856, t. VI, p. 272.

quantité dans un plateau creux, puis on y trempe le linge fenêtré ou la charpie ; on peut en verser quelques gouttes sur la plaie, et le tout se fait très-proprement, sans salir ni les doigts, ni le linge, ni les vêtements.

Lorsqu'on veut enlever l'appareil, les pièces n'adhèrent pas à la plaie plus que le linge cératé. Quand la suppuration est très-abondante, tout est imbibé et s'enlève en une seule masse. La plaie et ses environs restent nets, et au bout d'un pansement quotidien continué pendant un mois, les bords sont aussi propres que le premier jour.

La guérison des plaies est-elle plus rapide par ce mode de pansement? Sans pouvoir le démontrer d'une façon péremptoire, M. Denonvilliers en est convaincu ; il lui semble que la cicatrisation marche plus vite. Dans tous les cas, les plaies ont un bien meilleur aspect, et cela est d'autant plus frappant qu'à l'hôpital Saint-Louis elles ont en général une assez mauvaise apparence, qui fait croire à ceux qui n'en sont pas prévenus qu'elles sont toutes de mauvaise nature.

La glycérine a-t-elle par elle-même des propriétés spéciales, une action particulière sur les plaies? Cela n'est pas probable; c'est une substance inerte, mais qui agit surtout grâce à l'extrême propreté qu'elle conserve aux solutions de continuité.

Cette condition paraît à M. Denonvilliers de la plus haute importance ; il ne néglige aucun moyen de la remplir, et c'est aux soins minutieux qu'il observe que sont dus, suivant lui, les remarquables succès qu'il obtient dans les amputations. Ces succès sont si marqués, qu'ayant fait des amputations dans tous les hôpitaux de Paris, il n'a pas perdu un seul opéré pendant une période de douze années.

Le cérat est aussi un corps mixte sans action spécifique sur les plaies, mais qui a le grand désavantage de salir leurs bords dans une grande étendue. Au bout de trois ou quatre jours il se fait une accumulation de cérat, de pus, d'épiderme, qui forme une croûte épaisse, adhérente, qui irrite singulièrement la peau et retarde la guérison. Si l'on veut obtenir dans ce cas cette propreté si nécessaire, il faut, avec une spatule, détacher laborieusement l'enduit gras, et, quelque précaution que l'on prenne, on enlève en même temps la mince pellicule épidermique cicatricielle qui recouvre les bords en voie de réparation.

Avec la glycérine, rien de semblable n'a lieu ; la peau voisine, restant saine et intègre, remplit toutes ses fonctions, et on ne saurait s'imaginer jusqu'à quel point cette intégrité fonctionnelle est favorable au travail de la cicatrisation ; jamais, depuis un mois et demi que l'usage de la glycérine a été généralisé à l'hôpital Saint-Louis, M. Denonvilliers n'a observé d'accidents au voisinage des plaies, dont le pansement est rendu, d'ailleurs, et plus simple et surtout plus expéditif.

Au point de vue économique comme au point de vue curatif, ce n'est pas une chose de minime importance que d'abréger la cure des plaies, ne fût-ce que de deux ou trois jours sur vingt ou trente. Si on additionnait sur une grande échelle le temps qu'on gagne ainsi, on serait frappé du résultat.

M. Demarquay a essayé la glycérine non-seulement dans les plaies simples, mais encore dans les plaies compliquées· de pourriture d'hôpital, et après avoir épuisé en vain les moyens les plus énergiques, il a obtenu par cet agent des résultats très-avantageux. Il a eu également à s'en louer dans le traitement des chancres du gland, du prépuce et du frein; quelques brins de charpie trempés dans la glycérine constituent tout le pansement; puis encore dans les bubons syphilitiques incisés; enfin, des injections de glycérine dans des trajets fistuleux, des tampons appliqués sur la surface du col de l'utérus dans les cas d'ulcération, ont été regardés aussi comme fort utiles.

Mais le débat confus qui s'éleva, séance tenante, à la Société de chirurgie, à la suite de la communication de M. Denonvilliers, n'eut et ne pouvait avoir qu'un résultat : celui de montrer l'inanité, d'sens mieux, le danger, des discussions improvisées, passetemps assez habituel de nos sociétés savantes, où l'on peut voir beaucoup d'orateurs discourir à tout propos et de toutes choses : *de omni re scibili... et quibusdam aliis.* Dans cette occasion, M. Chassaignac parla surtout des avantages de son système de pansement par occlusion; M. Larrey rappela les vertus de l'onguent styrax, l'origine du linge fenêtré et des ambulances volantes aux armées du Rhin; enfin M. Broca fit une éloquente sortie contre les panacées...—Mais de l'action topique de la glycérine, en particulier, il n'en fut guère question. Évidemment, les orateurs ordinaires de la Société n'étaient pas très-bien renseignés là-dessus. En effet, c'était étrangement méconnaître les propriétés de cette substance que de prétendre—avec M. Chassaignac qu'elle était prompte et facile à s'altérer, —ou de la regarder, avec M. Broca, comme un corps absolument inerte,

dont les propriétés sont négatives, — ou enfin, avec M. Clo-
quet, de l'assimiler à un vernis isolant.

En vain, M. Cullerier voulut-il ajourner avec prudence
une discussion au moins prématurée ; l'argumentation continua. Et son résultat ne servit qu'à égarer l'opinion et qu'à
éloigner de la pratique chirurgicale un agent qui pouvait avoir
son utilité et ses indications.

Quelques jours après cette discussion, M. le docteur Morpain
fit paraître dans la *Gazette hebdomadaire* (7 décembre 1855)
une note sur l'emploi chirurgical de la glycérine, dans laquelle,
après avoir suivi attentivement pendant deux mois les blessés
de l'hôpital Saint-Louis, ce médecin vint témoigner des heureux résultats du nouvel agent de pansement usité.

Voici, en résumé, quelques-uns des faits observés (à l'hôpital
Saint-Louis) et rapportés par M. Morpain :

Obs. VIII.—Une malade à laquelle on avait pratiqué l'amputation du sein
droit fut pansée d'abord au moyen du cérat ; un érysipèle commençant
se montra autour de la plaie ; on recourut alors à la glycérine, et cette
complication disparut promptement. Pendant près de trois semaines que
la malade a été soumise à ce nouveau mode de pansement, elle n'a pas
éprouvé le moindre accident, et la plaie a toujours conservé une netteté,
une propreté remarquables, bien qu'elle n'ait point été lavée une seule
fois dans ce laps de temps.

Obs. IX. — Jeune homme atteint de brûlure du pied par de la fonte in-
candescente. Depuis qu'on le panse avec la glycérine, la suppuration di-
minue journellement et la plaie présente un aspect éminemment favorable.

Obs. X. — Autre jeune homme également atteint d'une brûlure très-
étendue de la jambe et du pied droits. Les plaies qui avaient succédé aux
escharres se couvrent de matière pultacée ; en même temps l'état général
s'altère notablement. Le jus de citron, l'acide nitrique concentré, la cau-
térisation avec le fer rouge furent employés inutilement. La glycérine
ayant été employée, dès le lendemain les plaies avaient pris un meilleur
aspect, et les jours suivants l'amélioration ne fit que progresser.

Obs. XI. — Un malade avait subi la désarticulation du bras, des fusées
purulentes s'étaient faites autour du moignon. Des injections de glycérine,

pratiquées pendant vingt jours, ont fait disparaître les clapiers et tari la suppuration.

Obs. XII. — Un autre malade, affecté d'abcès profonds de la cuisse liés à une lésion du fémur, fournissait journellement une suppuration abondante qui menaçait de l'épuiser. Depuis dix jours qu'on injecte de la glycérine dans le foyer, la quantité de pus versée au dehors paraît notablement diminuée.

Sans rien préjuger des autres applications de la glycérine, M. Morpain conclut que cette substance peut remplacer avec avantage le cérat dans les pansements où ce dernier a été employé jusqu'à ce jour. Cette préférence serait fondée sur la facilité avec laquelle ce topique est appliqué et sur l'état de propreté dans lequel il entretient la plaie. En même temps qu'elle rend les pansements plus simples, la glycérine épargne aux malades les douleurs, souvent fort vives, occasionnées par le grattage que rendent nécessaire les accumulations de cérat sur les bords de la plaie.

Nous avons appliqué, dans plus d'une occasion, la glycérine au pansement des plaies suppurées, et vérifié en grande partie les résultats énoncés ci-dessus. Il est donc inutile de répéter ce que d'autres ont suffisamment dit avant nous. Toutefois, nous devons consigner ici le résultat succinct de quelques expériences qui nous sont particulières, à l'effet d'éclairer certains effets de la glycérine, moins connus, ou dont on n'a pas mis assez en lumière toute la portée.

Le sang qui s'écoule des tissus ou des vaisseaux d'un animal vivant (1), reçu dans un flacon contenant de la glycérine pure en quantité suffisante, ne se coagule pas, si l'on a soin d'opérer, par quelques secousses légères, le mélange intime des deux liqueurs. — La même chose n'a point lieu avec l'eau.

Lorsqu'on n'opère pas ce mélange, le sang se coagule à la partie supérieure de la glycérine, au contact de l'air, comme dans les conditions ordinaires.

Le sang, déjà coagulé, étant présenté à l'action de la glycérine, celle-

(1) Nous nous sommes servi du sang de bœuf et de celui de poule.

ci, après l'agitation du flacon toutefois, lui fait éprouver peu à peu un retrait notable, absorbe le sérum qu'il contient encore et désagrége lentement ses parties.

Le microscope ne fait découvrir, soit chez l'homme, soit chez les animaux, aucune trace d'altération dans les globules du sang, soit librement coagulé, soit mélangé à l'état liquide dans la glycérine, au bout de plusieurs jours. Ils conservent, dans cette dernière, la netteté de leurs formes et le poli de leur aspect; tandis que dans l'eau, au bout de quelques heures, et même après quelques minutes, ils présentent d'évidentes altérations.

Sur la plaie d'un vésicatoire ancien, des fausses membranes assez épaisses et adhérentes s'étant développées depuis quelques jours, l'application de la glycérine eut pour résultat, au bout de vingt-quatre heures, de débarrasser entièrement la surface dermique de ces productions.

Ces expériences seraient dignes d'un plus complet développement, mais elles suffisent à démontrer que l'action de la substance que nous étudions est bien loin de pouvoir être assimilée à celle du cérat, relativement au pansement des plaies, et que ceux-là se trompent étrangement qui ont voulu faire de la glycérine un topique inerte ou un vernis isolant.

L'axonge, le beurre, le cérat, les corps gras en général se mélangent difficilement aux produits exhalés par les plaies, et les absorbent plus difficilement encore. Ceux-ci ne tardent pas à se décomposer dans leurs foyers, et les topiques huileux ou graisseux à rancir à ce contact.

Douée des propriétés onctueuses de ces derniers, la glycérine offre de plus l'avantage :

1° D'être plus diffusible et plus absorbante ;

2° D'empêcher les concrétions et les adhérences par ses propriétés hygrométriques ;

3° De prévenir ou de corriger la décomposition putride des liquides exhalés des foyers purulents par sa vertu antiseptique ;

4° De ramollir et de détacher les productions pultacées par son pouvoir dissolvant;

5° Enfin, par son action légèrement stimulante, de modérer l'abondance de la suppuration et l'exubérance des bourgeons charnus.

Si ces propriétés acquièrent, par l'observation et l'expérience ultérieures, une démonstration pratique plus rigoureuse, il faudra bien convenir de l'excellence de cet agent, et de sa supériorité sur l'antique cérat de Galien : ce qui, dans beaucoup de cas, ne paraît plus devoir faire l'objet d'un doute, au moins à nos yeux.

Cependant, on ne saurait l'appliquer indistinctement à tous les cas. Lorsque la cicatrisation de la plaie peut s'obtenir par la confrontation de ses bords et l'épanchement de la lymphe organisable, l'emploi de la glycérine serait inutile ou même contraire au travail de la nature. Au contraire, ce topique sera plus particulièrement indiqué dans les solutions de continuité profondes et en pleine suppuration, avec fusées ou clapiers purulents, ou bien compliquées de productions pultacées ou couenneuses (1).

Employée pure pour l'usage externe ou chirurgical, la glycérine produit quelquefois des douleurs plus ou moins marquées, qui peuvent provenir soit de son affinité hygrométrique, soit de l'idiosyncrasie du sujet. On peut alors l'employer étendue d'eau simple, ou d'eau de guimauve, d'eau de son, etc. , etc. Dans d'autres circonstances elle pourra servir de véhicule à d'autres substances, selon les indications particulières. Ainsi, unie soit au tannin, soit à la teinture d'arnica, soit à l'iode, etc., etc., dans les injections soit des surfaces muqueuses, soit des clapiers purulents, soit des kystes séreux, nous pensons qu'elle pourra acquérir une efficacité encore plus manifeste.

Nous laissons au lecteur le soin d'appliquer ces données gé-

(1) S'il faut en croire M Demarquay, les plaies compliquées de *pourriture d'hôpital* vainement combattues par le quinquina, le jus de citron, l'acide nitrique monohydraté et le fer rouge, auraient changé d'aspect en vingt-quatre heures sous l'influence des pansements à la glycérine. Cet honorable chirurgien nous permettra de ne pas communiquer ses illusions à nos lecteurs. La complication diphthéritique qu'il a observée à Saint-Louis n'est pas la véritable pourriture d'hôpital.

nérales aux ulcères, aux abcès tuberculeux, aux brûlures, aux chancres et bubons suppurés, aux ulcérations du col utérin, etc., etc.; et nous citerons, pour terminer ce qui a trait au pansement des plaies par la glycérine, une observation de guérison d'une *fistule stercorale* obtenue à l'aide de cette substance par le Dr Blahsko (1).

Obs. XIII. – Une femme de la campagne, de 56 ans, robuste, éprouva, après un effort, une vive douleur à l'abdomen, suivie de nausées, de constipation, de vomissements. Une hernie inguinale externe ayant été constatée et réduite, tous les symptômes disparurent. Le lendemain, à la suite d'une imprudence, le même accident se reproduisit, mais avec plus de gravité. Au bout de quatre jours, la malade était dans état pitoyable. La région inguinale droite présentait une tumeur rouge, tendue, douloureuse et fluctuante. L'ouverture en ayant été pratiquée, il en sortit une grande quantité de pus fétide, mêlé de matières fécales. Les circonstances étaient trop défavorables, — dit l'auteur, — pour que je pusse songer à l'opération. Après avoir essayé de plusieurs moyens sans succès, j'eus recours à la glycérine, dont je me servis pour panser la plaie. Quatre mois se sont écoulés depuis cette époque; maintenant le sujet peut faire six à huit kilomètres à pied et vaquer à ses travaux sans en éprouver aucune incommodité. L'ouverture ne donne plus passage aux matières fécales; la nutrition est bonne; les évacuations sont régulières. Il ne reste plus à la région inguinale que quelques cicatrices disséminées.

Quel a été l'avantage particulier de la glycérine dans cette circonstance? C'est ce que l'auteur ne dit pas.

c.—Affections diverses des parties externes. –- Les propriétés topiques, hygrométriques et dissolvantes de la glycérine ont été mises à profit dans une foule de circonstances dont nous nous contenterons de signaler ici quelques exemples.

M. Thomas Wakley a publié, au mois de juin 1849, dans le journal *the Lancet*, le résultat d'expériences très-nombreuses sur l'emploi de cet agent introduit dans les oreilles dans différents cas de surdité. Il paraît manifeste que c'est en délayant

____

(1) *Deutsche Klinik*, n° 25, 1856

le cérumen altéré et durci, formant un bouchon compacte, comme cela arrive quelquefois, au fond du conduit auditif, ou en rétablissant les conditions d'humidité et de souplesse de ce conduit, que l'action de la glycérine peut être utile et s'expliquer.

M. Bowmann, qui s'en est servi fréquemment pour les affections des yeux, la recommande contre la xérophthalmie, pour remédier à l'état de sécheresse de la cornée.

Elle a été aussi préconisée en France, dans le cas d'angine granuleuse, lorsque la membrane du pharynx est rouge, sèche, aride. Elle aurait réussi, dans un de ces cas, entre les mains de M. le docteur Debout; mais le mal ne tarda pas à récidiver.

Nous l'avons employée, étendue d'eau, en gargarisme, dans les cas d'angine pultacée, lorsque les exsudations plastiques étaient tenaces, aidée, bien entendu, d'une des préparations mercurielles (calomel ou sublimé) dynamisées, à l'intérieur.

Enfin, dans le but de ramollir les productions diphthéritiques du croup, M. Mayer de Wikebarre a fait quelques essais dont nous trouvons le résumé dans l'un des derniers numéros de la *Revue thérapeutique médico-chirurgicale.*

Obs. XIV.—Frappé des heureux résultats qu'il avait déjà obtenus avec la glycérine dans certaines affections où les fosses nasales se recouvrent d'enduits desséchés et difficiles à détacher, le docteur Mayer de Wikebarre (Pensylvanie) a songé à employer le même moyen dans le croup. La glycérine, grâce à sa propriété de s'étendre rapidement et d'une manière uniforme sur les surfaces muqueuses, en gagnant bientôt même les parties éloignées de l'endroit où elle est déposée, lui a paru propre à joindre la muqueuse du larynx, à baigner et ramollir les fausses membranes, et, par là, à faciliter beaucoup leur expulsion par les efforts de toux ou de vomissement. Sa pratique est encore trop bornée pour qu'il puisse poser des règles, mais il a déjà obtenu quelques succès qui paraissent confirmer ses prévisions et encourager de nouveaux essais.

Il applique la glycérine à la partie la plus reculée du pharynx, soit avec un pinceau, soit avec une éponge montée au bout d'une balcine; après chaque application, le caractère sec et éclatant de la toux se modifie et est remplacé par un son moelleux et humide, qui annonce le ramollissement des fausses membranes. Cette modification dure quelques heures. Lorsque la toux reprend son caractère pénible, on renouvelle l'application de glycérine (1).

En résumant ce qui concerne les applications externes de la glycérine pure, ou au moins sans aucune autre association médicamenteuse, nous croyons devoir conclure que leur emploi paraît avoir été principalement avantageux :

Dans les affections pityriasiques et hyperesthésiques de la peau s'accompagnant de prurit ;

Dans le pansement des plaies exposées, dont la suppuration est plus ou moins abondante, la cicatrisation peu active, les produits exhalés disposés à la septicité et les surfaces à la diphthérie ;

Pour dissoudre le cérumen desséché du conduit auditif, les enduits croûteux de la membrane olfactive ; — remédier directement à l'état de sécheresse, soit de la conjonctive dans la xérophthalmie, soit du pharynx dans l'angine granuleuse ; — ramollir et détacher peut-être les concrétions couenneuses dans le croup, etc., etc.

Ajoutons, enfin, que l'emploi de la glycérine pure à l'extérieur ne contrarie en aucune manière, d'après notre expérience et notre opinion, l'administration simultanée des moyens internes plus actifs, toutes les fois que ceux-ci trouvent une légitime indication.

§ 3.

Usage interne.

Nous avons rapporté, à l'occasion des effets de la glycérine sur l'économie animale, les expériments du docteur Lauder-Lindsay, qui semblent établir que cette substance, à la dose de dix à trente grammes par jour, possède une propriété nutritive assez marquée. Ces expériments physiologiques sont, il est vrai, en

____

(1) *American Journal of the medical science.*

très-petit nombre et auraient besoin d'une plus complète justification. La facilité de mélanger ce produit avec toute espèce de boisson, de l'étendre à volonté, et par-dessus tout son innocuité reconnue sont, d'ailleurs, de nature à favoriser singulièrement cette expérimentation préalable sur l'homme sain, véritable point de départ de toute application thérapeutique sérieuse et légitime.

Toutefois, l'emploi de la glycérine, à l'intérieur, dans certaines maladies qui ont pour résultat de compromettre la nutrition générale, paraît confirmer les données insuffisantes que l'on possède sur l'action physiologique de cet'agent. Les renseignements déjà acquis à la science semblent, en effet, témoigner unanimement de cette aptitude réelle de la glycérine à concourir à l'assimilation. Nous trouverons ces renseignements résumés dans divers articles publiés par M. Lauder-Lindsay, en 1856 et 1857 dans le *Journal d'Édimbourg*. Or, comme ils ne sont guère connus, nous en traduirons, au profit de nos lecteurs, les extraits les plus importants.

DOCUMENTS

On a prétendu (1) que la glycérine, d'après sa composition, ne pouvait remplacer l'huile de foie de morue, dont elle ne possède ni les propriétés physiologiques, ni les vertus thérapeutiques. Cette opinion est basée sur une connaissance inexacte des principes actifs de l'huile de foie de morue. Le docteur Garrod pense que celle-ci doit ses propriétés à l'oléine qu'elle contient ; il a constaté que la margarine ne produit aucun effet lorsqu'on l'administre à l'intérieur, et qu'on est bientôt obligé d'en cesser l'usage. Chimiquement parlant, l'oléine n'est autre chose que l'oléate de glycérine, et, *à priori*, il y a des raisons de croire que la partie active de l'oléine est plutôt la glycérine que l'acide oléique.

La glycérine a été expérimentée comme succédanée de l'huile de foie de morue dans le traitement de la phthisie pulmonaire ; mais les résultats sont contradictoires. Le docteur Crawcour, de la Nouvelle-Orléans, dit avoir obtenu de si bons effets, que, depuis un an, il l'a substituée entièrement à l'huile de foie de morue. Thompson met, au contraire, en

(1) *Edimburgh Medical Journal*, sept. 1856.

doute son efficacité : elle semble, dit-il, calmer la toux dans quelques cas, mais elle ne modifie que fort peu l'état général.

La glycérine peut rendre des services dans certaines affections strumeuses. Le docteur Stirling l'a employée à la dose de trois cuillerées à thé par jour, associée à un demi-grain de sulfate de quinine, chez un petit garçon de huit ans, strumeux, délicat, maigre et cachectique. Au bout d'un mois, il y eut une amélioration considérable. Le docteur Deighton rapporte plusieurs cas de gastrite chronique où elle s'est mon‑ trée très-utile. M. Wilson cite l'observation d'une affection de la membrane muqueuse de l'estomac dans laquelle la glycérine produisit des merveilles, à la dose de trois cuillerées à thé par jour. Le docteur Browne a bien voulu me communiquer plusieurs observations de phthisie, d'abcès strumeux, d'abcès pulmonaires, de bronchite chronique et de cachexie générale, dans lesquelles il a expérimenté cette substance à l'intérieur. Dans un cas d'abcès strumeux, elle hâta la cicatrisation ; chez un phthisique, qui ne pouvait plus rien supporter, elle parut pendant un certain temps remplacer avantageusement les remèdes et les aliments. Dans les autres cas, ses résultats furent inappréciables ou insignifiants.

Dans un second article (1) le même auteur ajoute :

J'ai eu beaucoup de preuves de son efficacité dans la phthisie et autres affections constitutionnelles, non pas comme rivale, mais comme succédanée de l'huile de foie de morue dans les cas où cette dernière, pour différentes raisons, ne peut être ordonnée... Le carreau (*tabes mesenterica*), les diverses affections scrofuleuses des enfants, sont des cas où je crois la glycérine très-utile : c'est pour cela que je recommande fortement ce remède à l'attention des médecins chargés des hospices où l'on traite les maladies des enfants pauvres...

Le cas suivant, dont nous retrancherons beaucoup de détails, au moins inutiles, est raconté, dit le même auteur, par le malade lui-même, soldat, homme de grande intelligence et de connaissances scientifiques considérables, dont la constitution affaiblie paraît avoir été minée par un service pénible dans des climats insalubres :

Obs. XV. — Pensionnaire, âgé de quarante-cinq ans. J'entrai dans l'armée en juillet 1832, et fus libéré du service en février 1855. J'ai servi dans plu-

(1) *Supplement. Notes on Glycerine*, avril, 1857.

sieurs stations, dans mon pays et à l'étranger, pendant vingt-trois ans environ. Pendant mon séjour à Malte, vers 1839 ou 1840, le service étant
assez pénible (de telle sorte que très-souvent j'étais deux nuits de suite
hors de mon lit), je remarquai des tumeurs indurées qui se formaient près
des jointures des hanches, principalement au côté droit. Elles étaient à
peu près de la grosseur d'une noix, et si sensibles au toucher que je pouvais à peine me coucher sur cette hanche quand j'étais de garde.

Après être resté cinq ans à Malte, je partis pour les Indes orientales,
en janvier 1841. Là ma santé commença à décliner davantage, et en
moins de six mois j'étais si faible que je pouvais à peine marcher sans
éprouver une grande fatigue.

Cependant, peu après mon arrivée à Barbados, ma santé s'améliora, et
j'étais, après peu de semaines, capable de reprendre mes fonctions mili-
taires. Ce dont je me plaignais était une faiblesse causée par la dyspepsie,
elle-même provoquée par la chaleur intolérable de ce climat. En février 1843 j'étais renvoyé chez moi.

En ce temps, les tumeurs qui se trouvaient au haut de mes cuisses
commencèrent à s'enflammer et à s'élargir, et celle du côté droit à suppurer. Cette dernière rendait une matière aqueuse.

Cet état de choses dura environ sept ans, jusqu'en 1850. La tumeur de
ma cuisse droite s'élargit, s'enflamma et devint très-sensible. A la fin
elle s'ouvrit et j'en retirai un gros filament de la grosseur d'un doigt et
de la consistance de la cire. La blessure se guérit en huit ou dix jours.
En juillet de l'année suivante (1851), les tumeurs dures au joint de la
hanche gauche recommencèrent à s'enflammer et à suppurer. Une ulcération se forma et bientôt s'étendit. Toutes les tumeurs environnantes s'é -
largirent et suppurèrent l'une après l'autre, rendant une matière épaisse.

En 1853, étant en Galway, j'allai voir un médecin de cette ville, et
lui montrai ma cuisse. Il déclara de suite que le mal provenait de la
constitution... Il me prescrivit une solution d'iode et d'hydriodate de
potasse, à prendre quelques gouttes par jour. Je continuai à suivre son
traitement une quinzaine de jours ; il y avait un mieux sensible dans ma
cuisse, au détriment pourtant de ma santé générale. Mon appétit, qui
avait été bon jusqu'ici, commença à diminuer.

La faiblesse s'ensuivit, puis des palpitations de cœur, etc. Ces symptômes me forcèrent d'abandonner ce traitement. En 1854, j'essayai le
nitrate d'argent en applications externes, j'éprouvais un peu de mieux
pour quelque temps ; mais il perdit graduellement son effet, et produisit
même de l'aggravation. L'acide nitrique, dans la proportion d'une goutte
d'acide pour une once d'eau, en lotion, me fut plus favorable. En fé-

vrier 1855, j'arrivai à Perth, et j'eus une forte attaque de grippe ; après ma guérison, ma cuisse se guérit rapidement, mais le mal recommença bientôt, aussi fort que jamais. En 1856, un docteur éminent me conseilla l'huile de foie de morue, le fer, la quinine, un bon régime et beaucoup d'exercice. Je ne pris pas d'huile, le fer et le quinine me donnèrent un violent mal de tête, et me causèrent une excitation du système nerveux. Ma cuisse, pourtant, guérit presque, en juin et juillet, mais le mal reprit soudain avec intensité. J'essayai l'huile de foie de morue, en septembre 1856 ; elle détruisit mon appétit (assez bon auparavant) ; je continuais pendant cinq jours, mais j'étais alors obligé de l'abandonner, me trouvant plus mal que mieux. En décembre 1856, le docteur B. me montra un article du *Journal médical d'Édimbourg*, relatif aux effets thérapeutiques de la glycérine. Je commençai de suite à en prendre trois cuillerées à thé par jour, y associant, de temps en temps, quelques grains de rhubarbe et de soda. En moins d'une semaine mes ulcères commencèrent à se guérir. Je continuai une autre semaine, le mieux continuant toujours ; j'étais plus frais, et mon corps reprenait un peu d'embonpoint. J'en prends depuis un mois, et mes ulcères sont presque guéris, ceci est indubitable. Je n'oserais affirmer que la glycérine a été l'agent de guérison, mais je puis dire que ma cuisse, que je désespérais de voir se guérir deux mois auparavant, est aussi bien qu'elle ne l'a jamais été ; ma santé générale est excellente, quoique je ne sois plus aussi fort qu'il y a quelques années.

Le docteur Crawcour, médecin à l'hospice de la Charité à la Nouvelle-Orléans, et professeur de chimie et de jurisprudence médicale à l'École de médecine de la Nouvelle-Orléans (déjà cité dans le précédent article), rapporte (1) :

Je commençai à employer la glycérine à l'intérieur en l'année 1853, et l'ai continuée depuis dans la phthisie, la bronchite et le carreau, avec les plus heureux résultats. J'en ai tiré d'éminents services aussi dans certaines diarrhées.

Le docteur Jas. Morton, professeur de matière médicale à l'université Andersonnienne, à Glasgow, rapporte également (2) :

---

(1) *On the Use of Glycerine as an internal remedy. New-Orléans medical News and Hosp. Gaz.* 1855.

(2) Lauder-Lindsay, *loc. cit.*

J'ai employé la glycérine principalement comme remplaçant l'huile de foie de morue, et elle ne lui paraît pas inférieure en raison des modifications qu'elle imprime aux affections tuberculeuses, dans lesquelles les organes pulmonaires sont attaqués. Elle est beaucoup plus agréable à prendre, et avec les enfants ce n'est pas de peu d'importance. Pour les adultes, son goût sucré paraît quelquefois occasionner des nausées, mais l'addition d'un aromatique peut le corriger. Il est certain que plusieurs de nos malades ont gagné en force et en chair par son usage. — Je puis rapporter un cas.

Obs. XVI. — Une petite fille de dix à onze ans, dont l'économie avait souffert de l'action violente du mercure, ayant une constitution facilement irritable, même par une faible dose de ce médicament, ne pouvait ingérer l'huile de foie de morue, mais elle prit facilement la glycérine. Cette dernière parut lui faire plus de bien que la résidence à la campagne et l'usage de la crème en avaient produit. — Pourtant, mon expérience a été trop limitée pour pouvoir justifier des conclusions quant à la valeur thérapeutique de ce médicament. De ce que j'ai vu, cependant, je crois avoir raison de persévérer dans son emploi, et maintenant je l'ordonne constamment.

Le docteur Mercer Adam, médecin des hôpitaux de Dumfries et de Galloway (1) :

Depuis deux ans, je me suis beaucoup servi de la glycérine comme agent thérapeutique, et je la considère comme l'article le plus extraordinaire et le plus utile de notre matière médicale. Voici les cas pour lesquels je l'ai principalement employée : Dans la phthisie pulmonaire, comme remplaçant ou adjuvant de l'huile de foie de morue ; je la reconnais décidément inférieure à l'huile dans le traitement de la phthisie et de toute forme protéique de la scrofule, mais je l'ai reconnue efficace dans les cas où il y a un dégoût idiosyncrasique pour l'huile, ou que l'estomac est trop faible pour la supporter.

Obs. XVII. —Dans un cas de phthisie que j'eus à traiter l'hiver dernier, le malade ne pouvait garder l'huile de foie de morue dans l'estomac. J'ordonnai la glycérine, et je vis qu'il pouvait la prendre facilement et la digérer parfaitement. Il continua d'en prendre à dose d'une demi-once, trois fois par jour, environ six semaines ; et pendant ce temps, sa santé générale s'améliora. Il essaya alors, à ma demande, de reprendre

(1) Lauder-Landzay, *loc. cit.*

l'huile, et il put cette fois la retenir dans l'estomac. Il abandonna alors la glycérine par degrés et prit l'huile continuellement. Depuis ses forces s'accroissent.

Le docteur Stirling, de Perth, rapporte plusieurs observations, dont nous donnerons la suivante (1) :

OBS. XVIII. — *Diathèse scrofuleuse et diarrhée chronique.* — Une jeune femme de vingt-cinq ans dit qu'elle souffrait depuis plusieurs années d'une diarrhée fréquente et obstinée ; elle avait été en traitement sous plusieurs médecins, et elle avait essayé, sans succès, toute sorte de médicaments. Elle présentait les symptômes ordinaires d'une diathèse strumeuse ; outre la diarrhée, elle éprouve une faiblesse générale du système ; elle a la respiration brève, de l'anorexie, etc., etc. J'essayai divers remèdes ; quelques-uns furent tout à fait inutiles, d'autres parurent produire un soulagement momentané. Elle prit alors de la glycérine, un gros trois fois par jour, avec de très-bons résultats. Les intestins agissent naturellement, et le mieux général est marqué et rapide. Après quinze jours environ de ce traitement, elle suspendit la glycérine ; la diarrhée reparut au bout d'une semaine. Elle reprit de la glycérine à la même dose, et les bons effets se reproduisirent. Elle dit qu'elle n'avait jamais rien pris d'aussi efficace que ce qu'elle appelait de l'huile (glycérine), pour diminuer la diarrhée et rétablir la santé en général. La seule chose dont elle se plaint est une respiration courte quand elle marche vite ou quand elle monte une côte.

Dans un commentaire sur ce cas, le docteur Stirling remarque :

Le bien remarquable qui a suivi l'emploi de la glycérine dans ce cas peut paraître à bien des gens une simple coïncidence, mais je suis porté à croire qu'il y a une relation de cause à effet par les raisons suivantes : 1° La maladie a existé pendant longtemps ; 2° aucun remède n'a donné de soulagement apparent ; 3° quand on s'est servi de glycérine, rien n'a été changé dans les conditions ordinaires, quant à l'air, à la nourriture, à l'exercice, etc. ; 4° le mieux suivit presque immédiatement l'emploi de la glycérine ; 5° la discontinuation de la glycérine fit reparaître la diarrhée, qui disparut aussitôt la reprise de la glycérine. Un changement remarquable s'opéra dans la santé ; la malade assura qu'elle n'avait pas été aussi bien depuis plusieurs années.

(1) Lauder-Landsay, *loc. cit.*

Ce cas est instructif comme démontrant la facilité avec laquelle l'estomac retient la glycérine comparativement à l'huile de foie de morue. Dans quelques cas de faiblesse constitutionnelle d'idiosyncrasie ou de maladie de la peau, la glycérine peut valoir l'huile de foie de morue pour l'augmentation des tissus adipeux ou pour soutenir l'économie dans des maladies débilitantes. Elle ne peut manquer d'être une addition importante à la section diététique de notre *Materia medica*.

Le docteur Gilchrist (1), médecin en chef de l'Asile royal de Montrose pour les aliénés, écrit qu'il a employé la glycérine comme fortifiant dans un cas grave de manie, et qu'elle réussit en retardant, sinon en neutralisant les progrès de la débilité.

En France, nous ne connaissons guère qu'un médecin, M. le docteur Daudé, de Bordeaux, qui emploie la glycérine pure à l'intérieur : c'est contre la dyssenterie.

Encouragé par une première tentative, dit ce médecin, j'ai employé la glycérine en potions et en lavements chez plusieurs autres malades qui débutaient, et j'ai vu avec bonheur que le mal a été souvent enrayé par ce moyen employé d'une manière exclusive. Plusieurs pourtant allaient à la garde-robe deux à quatre fois par heure, avaient du ténesme, ne rendaient qu'avec beaucoup d'efforts des glaires sanguinolentes et éprouvaient des coliques violentes (2)...

Mélangée à d'autres substances pour l'usage interne, la glycérine est encore diversement employée en Angleterre. Aussi le docteur Deighton, de Clapham (Lancastre), prétend l'avoir administrée avec efficacité, en combinaison avec l'iode, le fer, la quinine, dans beaucoup d'affections de langueur. M. Ibawkerley affirme qu'elle aurait une action favorable, unie à l'iodure de fer, dans le traitement de la phthisie et des affections scrofuleuses, etc. Nous n'irons pas plus loin, car, évidemment,

---

(1) Lauder-Landsay, *loc. cit.*

(2) *Union médicale et Journal des Conn. méd. chirurg* , 1858. M. Daudé emploie 30 gr. de glycérine par 150 gr. d'eau de guimauve en lavements deux fois par jour, et 45 gr. de glycérine et de sirop de fleurs d'oranger pour 60 gr. d'eau, 2 cuillerées à bouche d'heure en heure.

dans ce cas, l'action de cet agent est masquée par celle des autres substances plus ou moins actives ; et ce qui nous importe, c'est de dégager uniquement ses propriétés particulières.

APPRÉCIATION

Or, si, à ce point de vue spécial, nous cherchons à apprécier, d'après les documents que nous venons de rapporter, l'action intrinsèque de la glycérine pure, donnée à l'intérieur, nous reconnaîtrons volontiers qu'ils n'ont pas toute la valeur désirable. L'humeur britannique ne se met guère en peine des exigences de la science. Des assertions ne font pas loi. Celles de nos voisins d'outre-mer peuvent valoir des perles, sans doute,

> Mais le moindre grain de mil
> Serait bien mieux notre affaire.

Lors donc qu'une démonstration suffisante manque, toute conclusion rigoureuse de notre part serait prématurée.

Est-ce à dire pourtant que ces témoignages ne contiennent aucune donnée digne d'attention ? et faut-il les regarder, parce qu'ils sont insuffisants, comme non avenus ? Ce serait suivre l'exemple et adopter la conduite de nos *observationistes*, qui ont des yeux pour ne pas voir, ou du moins dont la myopie réclame le secours du mirage grossissant des statistiques et des faits sans nombre. Sachons voir, comprendre et utiliser ce qui est, — en attendant mieux.

Or, quelque incomplets que soient ces premiers documents, on ne peut s'empêcher de reconnaître dans leur ensemble l'adhésion commune des expérimentateurs en faveur de la propriété reconstituante (à défaut d'autre mot) attribuée à la glycérine, et l'on peut, ce nous semble, inférer de ces essais :

1° Que l'administration interne de la glycérine, à la dose ordinaire de trois à quatre cuillerées à thé par jour, est, sous tous les rapports, entièrement inoffensive ;

2° Que cette substance est très-facilement ingérée, sans aucune répugnance, en raison de sa miscibilité en toute proportion à l'eau et aux autres sortes de boisson ;

3° Qu'elle est de même rapidement absorbée, sans donner jamais lieu à aucun trouble gastrique, ni à aucun effet primitif bien sensible ;

4° Que son usage un peu prolongé paraît avoir occasionné dans quelques circonstances, comme effets consécutifs sur l'homme sain, le développement de l'embonpoint ;

5° Enfin, que cette influence sur l'économie animale aurait été mise directement à profit, avec quelque succès, s'il faut s'en rapporter aux tentatives déjà faites, dans certaines débilités constitutionnelles, les cachexies, la scrofule, la phthisie, les flux chroniques de l'intestin, etc., etc., et dans beaucoup de cas où l'huile de foie de morue est vulgairement en crédit.

Quelques réserves importantes pourtant doivent être faites :

1° On a vu que les médecins anglais se louent de l'administration de cet agent dans le cas de certaines manifestations strumeuses de l'économie. Il faudrait mieux préciser. En effet, l'expérience démontre qu'un assez grand nombre de ces affections (ophthalmies, engorgements ganglionnaires, etc.) sont combattues d'une manière plus directe, plus rapide et plus sûre par les agents de la médication hahnemannienne que par tous les autres prétendus dépuratifs ou altérants, anciens ou nouveaux, à l'usage de la thérapeutique vulgaire ; or, nous ne sommes nullement disposé à abandonner, dans ces cas, la proie — c'est-à-dire la réalité des indications si positives et des ressources si salutaires de la médication homœopathique, — pour l'ombre de résultats assez incertains.

2° Nous croyons encore inexact d'admettre sans restrictions l'assimilation établie par les médecins anglais entre les effets de l'huile de foie de morue et l'action prétendue succédanée de la glycérine.

La différence de nature et de composition entre ces deux agents rend peu vraisemblable, en effet, la similitude de leur action thérapeutique.

L'huile de foie de morue est une substance d'une nature très-complexe, qui se compose de principes gras en abondance (90/100), et, en outre, de corps halogènes assez nombreux (chlore, iode, brôme, soufre, phosphore, etc.). Rien de tout cela n'existe dans la glycérine, qui ne saurait introduire, par le fait de son assimilation, aucun élément hétérologue dans l'économie.

La première (1), obtenue par la fermentation putride bien plus souvent des graisses des cétacés, phoques, marsouins, etc., que des foies des morues ou des raies, d'une saveur âcre et rance de poisson gâté, occasionne ordinairement, à la suite de son emploi habituel, de l'inappétence, des nausées, de la pesanteur épigastrique, des troubles divers dans les voies digestives. Rien de semblable ne suit l'ingestion de la seconde.

Tous les praticiens savent parfaitement que dans quelques-uns des états morbides contre lesquels on emploie le plus habituellement l'huile de foie de morue, dans la phthisie pulmonaire par exemple, il arrive assez souvent de voir une aggravation manifeste se produire sous l'influence de ce médicament : tantôt c'est le mouvement fébrile qui augmente, tantôt l'hémoptysie qui apparaît, ou la diarrhée qui oblige d'en interrompre l'usage. Aucun de ces effets n'a été signalé à la suite de l'administration de la glycérine dans cette même maladie.

Au reste, rien de plus mal défini que l'appropriation thérapeutique de l'huile de foie de morue en général, et rien de plus évident que ses abus.

Sans nier l'utilité relative que l'on peut retirer de son em-

---

(1) L'huile de foie de morue *brune*. L'huile *blonde* n'est en général qu'un mélange de la première avec les huiles de sésame, d'œillette, de colza; et l'huile *blanche*, décolorée, soit par l'acide sulfurique, soit par le noir animal, est toujours, par ce fait même, notablement altérée.

ploi méthodique et réservé dans quelques cas, surtout dans le rachitisme, combien de manies à la mode dans la pratique vulgaire se parent du titre d'indications! Pas de ganglion lymphatique un peu tuméfié, d'efflorescence ou de bouton à la peau, de croûte sur le cuir chevelu, de suintement catarrhal ou purulent du nez ou des oreilles, d'affection articulaire, osseuse ou pulmonaire, pas de convalescence ou de cachexie qui ne suggèrent aussitôt à l'esprit de beaucoup de praticiens la prescription de ce dégoûtant breuvage. Ne croirait-on pas que, dans la plupart des maladies chroniques, on ne puisse se dispenser de le prescrire aujourd'hui, et de dire comme Sydenham disait de l'opium : — *Non aliud remedium quod pluribus malis depellandis par sit* (1)...?

De tout temps, les hypothèses en faveur se traduisent par quelque pratique routinière ; et cette pratique, adoptée par la mode, ne manque pas de sévir surtout sur les enfants. Quel abus, par exemple, des vésicatoires à demeure prodigués par l'humorisme! Nos contemporains n'en ont pas perdu, je suppose, le souvenir : ils n'ont qu'à voir leurs bras couverts d'ineffaçables cicatrices. Espérons que cette hypothèse décrépite a vécu. Le règne des antiscorbutiques est également passé. Mais grâce à l'engouement désordonné qui nous prend tout à coup pour les préparations iodées et l'huile de foie de morue, il semblerait que les enfants de notre époque ne forment plus qu'une génération de rachitiques et de petits crétins.

Ce que nous disons pour l'huile de foie de morue doit être également entendu de la glycérine. Admettre que celle-ci, en tant que succédanée, peut lui être substituée purement et simplement, sans autre indication ou préférence que le goût des malades ou la tolérance de l'estomac, ce serait retomber dans les mêmes abus que nous venons de critiquer. Nous estimons, au contraire, qu'en raison de la diversité de composition et d'effets immédiats sur les voies digestives présentés par ces subtances, il y a

(1) Sydenham, *Dysenteria*, etc.

lieu de conclure à une appropriation thérapeutique différente.

Avec ces réserves, nous n'hésitons pas à dire que les résultats dont nous avons fait mention sont, en partie, confirmés par quelques-uns des faits que nous avons observés dans notre pratique particulière. Seulement ces faits sont en trop petit nombre, nous le reconnaissons, pour faire autorité. Les ressources que nous trouvons habituellement dans les principes féconds de la réforme thérapeutique hahnemannienne nous dispensent le plus souvent d'avoir recours à des médications étrangères et surtout à des essais empiriques. Mais quand ces ressources n'atteignent pas le but, c'est-à-dire l'indication à remplir, il serait puéril, disons mieux, il serait déraisonnable de ne point en appeler à d'autres moyens.

OBSERVATIONS NOUVELLES

Voici donc le résultat de notre observation.

La première fois que nous avons donné la glycérine prise à l'intérieur, c'est à l'occasion d'un jeune enfant convalescent d'une fièvre typhoïde grave, et, circonstance assez rare, récidivée. Il était dans un état de marasme et de maigreur extrêmes, par le fait d'une gastro-entérite consécutive qui avait promptement épuisé ses forces.

La seconde observation est relative également à une affection de l'intestin, à une lientérie habituelle, chez une petite fille très-délicate.

Le troisième cas nous a été fourni par un véritable état d'atrophie musculaire et graisseuse, consécutivement au rachitisme, chez une jeune demoiselle encore en traitement.

Deux enfants d'une constitution très-débile et émaciée sont le sujet de la quatrième et cinquième observations.

La sixième observation est celle d'une jeune femme, qui, d'un embonpoint assez marqué, était tombée, par le fait d'un diabète aigu, dans un état d'amaigrissement considérable.

Enfin, un cas de phthisie pulmonaire avec pleurésie membraneuse ancienne vient en dernier lieu.

Nous allons d'abord rapporter ces faits.

Obs. XIX. — *Convalescence pénible d'une fièvre typhoïde grave. — Gastro-entérite consécutive. — Marasme. — Emploi de la glycérine avec succès.* — Le jeune L., dont la mère est inscrite au bureau de bienfaisance du 3e arrondissement, faubourg Saint-Denis, 105, est un enfant de neuf ans. Il vient d'avoir (mai 1857) une fièvre typhoïde grave, à la suite de laquelle, et après quelques jours d'une convalescence encore mal établie, les accidents de la maladie ont recommencé avec intensité en passant par toutes les périodes déjà subies (1). Le jeune malade se tira encore d'affaire, mais la convalescence fut extrêmement difficile à se développer. Soit intensité du mal, soit mauvais régime, l'estomac et les intestins se refusaient à reprendre leurs fonctions. Les moindres aliments et les plus légers sollicitaient des vomissements violents ou des évacuations alvines liquides et répétées. *Ipéca* et *metall. album* firent pourtant, mais à la longue, justice de ces accidents... Mais l'économie était très-débilitée, le malade, très-amaigri, pâle, les yeux entourés d'un cercle bleuâtre, sans force et sans appétit. L'enfant ayant été présenté par sa mère, sur ces entrefaites, à la maison de santé du faubourg Saint-Denis, on ordonna l'huile de foie de morue, qui ramena une nouvelle explosion des accidents inflammatoires du côté des voies gastro-intestinales. Ceux-ci s'étant apaisés de nouveau, je résolus de tenter l'usage interne de la glycérine (juillet 1857). Mais, de qualité inférieure et odorante, elle fut mal supportée et prise avec répugnance. Je fus contraint d'en suspendre l'emploi. Ayant opéré bientôt avec une qualité tout à fait pure, l'enfant la prit à son insu, une cuillerée à dessert dans un peu de bouillon froid bien dégraissé, une fois, puis deux fois par jour. Cette fois tout alla bien et le succès dépassa mes espérances ; en deux mois de ce seul et unique traitement, l'enfant reprit ses forces, son embonpoint et ses couleurs.

Obs. XX. — *Débilité constitutionnelle. — Diarrhée chronique chez une jeune enfant. — Insuccès des médications diverses. — Usage interne de la glycérine. — Guérison.* — Une petite fille de vingt-six mois fut amenée de Toulouse à Paris par sa famille, dans l'année 1857. C'était une enfant très-délicate, dont la dentition avait été laborieuse et retardée, sujette depuis quelque temps à une diarrhée copieuse et très-fréquemment

---

(1) Jusqu'aux taches lenticulaires qui reparurent sur le ventre, au commencement du *nouveau* second septenaire.

répétée. La nuit elle était fort agitée, se réveillant en sursaut et jetant des cris aigus. Bien que d'une constitution en apparence assez lymphatique, son visage présentait habituellement une coloration d'un rouge plaqué sur les joues.Malgré le régime alimentaire le plus méthodique, et tous les soins hygiéniques les plus minutieux, la diarrhée reparaissait presque continuellement. Les évacuations alvines, au nombre de quatre à huit par jour, étaient liquides, jaunâtres, mal liées et lientériques. Souvent l'ingestion de la plus simple matière alimentaire, de quelques cuillerées de bouillon à peine, était suivie presque immédiatement d'une évacuation alvine diarrhéique. Cet état de choses continuait plusieurs jours de suite; puis, pendant un temps variable, qui ne dépassait pourtant jamais une huitaine de jours, l'intestin devenait un peu paresseux, sans préjudice de notables parcelles d'aliments non digérés et reconnaissables dans les matières rendues. En général, le ventre était un peu météorisé, plus développé que ne le comportait le reste du corps, dont les extrémités étaient plutôt grêles. L'appétit était bon.

La nuit, l'enfant se réveillait, une ou plusieurs fois, en proie à des frayeurs et en jetant des cris. Son visage s'empourprait alors d'une rougeur plus vive; la peau des membres était chaude et sèche, pendant qu'une sueur grasse et fétide baignait abondamment le derrière de la tête et une partie du cou. Au reste, l'enfant ne paraissait souffrir ni de la dentition, ni du rachitisme; et il n'y avait aucune altération sensible du côté du cœur ou du poumon. Le développement du ventre et l'état lientérique tenaient-ils à quelque altération des ganglions mésentériques ? cela est possible, mais fort incertain.

Quoi qu'il en soit, plusieurs médications, parmi lesquelles l'huile de foie de morue mal supportée, avaient été déjà tentées, mais sans grand succès.

Ce qui préoccupait surtout la famille, c'étaient les symptômes qui se présentaient la nuit : réveils en sursaut avec cris, bouffées de chaleur fugace, rougeur du visage, sueurs de la tête, vive impressionnabilité. Et comme de pareils phénomènes avaient marqué le début d'une méningite tuberculeuse chez l'aîné des enfants qui venait de succomber, on peut juger des alarmes. Étaient-elles véritablement motivées? je ne le pensais pas alors, et je le pense moins encore aujourd'hui. Cependant, c'est contre ces symptômes que je commençai par prescrire d'abord *chamomilla* 6ᵉ dil. pendant huit jours; et après une semaine environ d'intervalle, *belladona* 30ᵉ dil., 3 gl. dans six cuillerées à thé d'eau, dont une à prendre le soir. J'eus la satisfaction de voir, dès le premier mois, les phénomènes de la nuit disparaître. Restait l'état de l'intestin.

Ici je fus moins heureux : *rheum, mercurius dulcis, calcarea et silicea*, après quelques améliorations éphémères, ne produisirent aucun résultat définitif. J'usai encore, sans grands profits, d'autres médicaments, tels que *metall. album, phosphor. acidum, carbo vegetabilis*, etc., etc. C'est alors, au mois de septembre (1857), que je résolus d'essayer la glycérine pure ou officinale, une cuillerée à thé tous les matins dans un demi verre d'eau sucrée. La petite fille prit cette boisson sans dégoût, plutôt avec plaisir, et la supporta sans peine. Tous les matins elle n'oubliait pas de la réclamer. Au bout de quinze jours, les garde-robes étaient et moins fréquentes et moins altérées. Après un mois, elles avaient repris leur consistance et leur régularité normales. A la fin du deuxième mois, il n'y avait encore aucune rechute ; mais il fallut suspendre l'usage de la glycérine, que la petite fille se refusa dès lors à prendre comme auparavant. Depuis cette époque, ce n'est qu'à de rares intervalles et accidentellement qu'il y a eu un peu de dérangement dans l'état des fonctions intestinales. Les forces de l'enfant ont repris avec son embonpoint ; et depuis un an, sa santé n'a plus rien laissé à désirer.

OBS. XXI.—*Atrophie musculaire générale, plus prononcée à droite, suite de rachitisme, anémie.* — La jeune fille qui fait le sujet de cette observation, Mlle B., rue des Marais-Saint-Martin, a eu une enfance très-orageuse ; rachitisme prononcé de la colonne vertébrale et des membres ; convulsions répétées à la suite desquelles paralysie complète du côté droit, raccourcissement du membre pelvien et atrophie musculaire considérable du même côté. Aujourd'hui elle a dix-huit ans. Le flux cataménial, qui a paru il y a peu d'années, existe à peine à de longues distances et ne se manifeste que par quelques gouttes d'un liquide analogue à la lavure de chair. Elle est maigre et pourtant d'une taille relativement assez grande. Le faciès plombé, le corps grêle, la colonne vertébrale déviée, avec coxalgie ancienne à droite. Du même côté, atrophie musculaire très-sensible. Ce n'est que grâce aux plus grands soins que cette jeune fille a été élevée jusqu'ici. Toutes les médications altérantes (huile de foie de morue, fer) et homœopathiques lui ont été administrées successivement par divers médecins, ainsi que les bains salés et les bains de mer, la gymnastique, etc. Au milieu des diverses médications que je tentai moi-même pour amender cette constitution débile, je lui donnai (juin 1857) la glycérine pure à l'intérieur (une cuillerée à bouche dans le café au lait le matin), en remplacement de l'huile de foie de morue, dont elle avait le plus grand dégoût, et qui lui causait des nausées et des maux d'estomac. En deux mois le poids de son corps, qui était depuis longtemps stationnaire et à 52 livres seulement, augmenta de sept livres. Depuis un an, l'augmentation a atteint un chiffre inespéré, celui de près de neuf kilogrammes.

Il faut se garder sans doute de faire honneur à la glycérine seule d'un accroissement aussi imprévu, car la jeune fille dont il est ici question a fait, au début de son traitement, un voyage aux Pyrénées, où elle a bu les eaux et pris les bains de Bagnères-de-Luchon ; et depuis elle a été soumise aux préparations ferrugineuses (eau de Vittel, teinture de mars) et pendant quelques semaines aux frictions avec l'huile phosphorée. Mais enfin l'usage interne de la glycérine a été la base principale ou au moins presque non interrompue de son traitement, et il en faut bien tenir compte. Car, auparavant, la plupart de ces moyens employés seuls avaient à peu près échoué. Au reste, il n'y a eu d'autres modifications bien réelles dans l'état de Mlle B. que celle d'une augmentation très-sensible du volume du corps et aussi du coloris facial. Mais l'état de la menstruation laisse toujours grandement à désirer.

Obs. XXII. — *Débili'é, maigreur. — Usage de la glycérine. — Amélioration.* — Le fils de l'une de nos plus célèbres cantatrices, issu de parents sains, âgé de onze ans, maigre, chétif, débile, la poitrine rétrécie, très-irritable, nerveux, d'une taille très-petite, avait été souvent malade dans le jeune âge, qu'il a traversé à grand'peine. Dans une foule de circonstances, les médecins, consultés à l'occasion de la constitution languissante de cet enfant, avaient conseillé unanimement l'usage de l'huile de foie de morue. Mais la répugnance que cette liqueur inspirait à ce dernier, jointe aux vomituritions dont son ingestion était habituellement suivie, n'avait pas permis d'en poursuivre longtemps l'usage. L'enfant continuant de maigrir sensiblement, au lieu de se développer, je fus à mon tour consulté, au mois d'août 1857. L'examen de la poitrine n'offre aucune trace de tuberculisation, ni le squelette aucune lésion de rachitisme. Les os sont très-grêles, les muscles à peine développés. Les voies digestives sont en bon état. (Prescrip. : glycérine pure, une cuillerée à dessert, tous les matins, dans une tasse de lait froid légèrement sucré.)

L'enfant, très-gâté et d'un goût très-difficile, prend à son insu ce mélange sans aucune répugnance, et l'on porte bientôt la dose à une cuillerée à bouche par jour. J'avais eu la précaution de le faire peser au début de ce simple traitement. Après un mois, le poids du corps avait augmenté de cinq livres, et de huit livres en totalité après deux mois. Dans ce peu de temps, l'embonpoint s'était sensiblement accru, le visage était plus épanoui et le teint meilleur. Depuis cette époque l'accroissement a fait de nouveaux progrès, qui ont fait juger inutile la continuation du mélange indiqué. Aujourd'hui l'enfant est encore de petite taille et maigre, mais son état n'est plus à comparer avec celui de l'année précédente.

Obs. XXIII. — *Langueur de la constitution. — Glycérine administrée à l'intérieur. — Amélioration.* — Le nommé P..., âgé de dix ans, est un enfant peu développé pour son âge. Appartenant à une famille indigente inscrite au bureau de bienfaisance, ferme Saint-Lazare, 8, son régime alimentaire laisse beaucoup à désirer : c'est à peine s'il peut manger de la viande, et encore bouillie, une fois par semaine ; le reste du temps, il est nourri de légumes. Déjà, l'année dernière, à l'époque des grandes chaleurs, à la suite d'une diarrhée prolongée, sa constitution avait beaucoup souffert ; et l'huile de foie de morue, qui lui répugnait beaucoup, parut aggraver plutôt que remettre l'état des voies digestives. Il fut nécessaire de l'envoyer à la campagne, où il resta six mois avant de reprendre entièrement ses forces. Il était assez bien depuis cette époque, lorsqu'il s'est affaibli de nouveau, depuis les chaleurs de l'été. Son visage est devenu pâle et blafard, la peau est lâche et comme œdématiée. Il a perdu l'appétit et la gaieté. Il est mou et sans courage. Pourtant, il n'a point trace de fièvre, et l'on ne peut rien remarquer, tant du côté des poumons et du cœur que du côté des organes digestifs. Le 25 septembre 1858, il est mis à l'usage de la glycérine, aromatisée avec quelques gouttes d'eau de laurier-cerise, une cuillerée à thé, le matin, dans une tasse de lait sucré. Cet enfant pèse, au début du traitement, trente-six livres.

Le 6 octobre, après huit jours seulement de l'administration de la glycérine, qu'il prend avec plaisir, la mère remarque déjà une certaine amélioration obtenue. L'appétit est meilleur et la faiblesse paraît moindre.

Le 21, le mieux est évident. Après un mois de cet unique traitement, le 25, l'enfant pèse environ deux livres de plus qu'au début. Il est plus alerte, et il a la mine meilleure. La glycérine est continuée.

Obs. XXIII. — *Diabète passager à la suite des couches. — Usage interne de la glycérine.* — Mme L..., âgée de vingt-quatre ans, après deux couches successives survenues à terme en moins d'un an, et surtout après divers accidents puerpéraux qui ont suivi la dernière, au mois de janvier 1857, a vu son embonpoint, jusque-là notable, diminuer et ses forces s'affaiblir. En six mois elle tomba dans un état d'émaciation profonde ; de 130 livres, son poids était descendu à 96. Les seins avaient en grande partie disparu, la peau était ridée dans les régions où elle était auparavant doublée par le tissu cellulaire graisseux, et les chairs étaient flasques. Il y avait de l'anhélation au moindre mouvement, la plus légère fatigue ne pouvait être supportée. La vue avait baissé. Il y avait des maux de tête, des palpitations de cœur, peu d'appétit. La malade se plaignait d'une grande sécheresse dans l'arrière-gorge, avec soif continuelle, et les urines étaient fort augmentées de quantité. L'examen de ce liquide, semblable à l'eau de roche, me confirma dans la conviction que m'avait inspirée l'ensemble des symptômes; en effet, soumis aux réactifs ordinaires, la présence d'une petite quantité de sucre fut mise en évidence, non-seulement dans une première analyse, mais encore dans celles qui furent faites ultérieurement. Avec un régime approprié, exclusivement composé de viandes saignantes, rôties de moelle de bœuf, échaudés à la place de pain, etc., j'ordonnai l'acide arsénieux à très-petites doses, au mois de juillet; et, au bout de deux mois, il y avait un amendement notable dans l'état des urines, dont la quantité et la qua - lité étaient réduites à peu près à l'état normal. L'anhélation, les battements de cœur avaient disparu, la vue et les forces générales étaient meilleures, l'appétit satisfaisant. Néanmoins, l'embonpoint avait fait peu de progrès, car le poids du corps restait à 100 livres. C'est alors que, l'acide arsénieux ayant été supprimé, la malade fut mise à l'usage interne de la glycérine, deux cuillerées à bouche par jour dans de l'eau sucrée. Elle prit très-bien cette boisson, sans en éprouver le moindre dégoût, et son estomac la supporta bien. Après deux mois de son usage, non-seulement le poids primitif du corps fut atteint, mais il fut même porté à 136 livres, chiffre auquel il se maintient. Depuis huit mois, l'état de Mme L... s'est parfaitement soutenu, et la guérison n'a pas été démentie.

Il faut ajouter que le bon régime auquel elle fut soumise pendant l'administration de la glycérine, le fer d'abord, le quinquina ensuite, qui lui furent coïncidemment donnés, peuvent réclamer une part dans l'amélioration obtenue.

Obs. XXIV. — *Phthisie pulmonaire avec pleurésie membraneuse ancienne. — Toux férine. — Administration de la glycérine, suivie d'une légère amélioration dans l'état de la toux.* — La nommée D..., âgée de vingt-huit ans, rue Chabrol, 21, maigre, pâle, exténuée par la fatigue et les privations de toutes sortes, suit depuis longtemps la consultation des bureaux de bienfaisance et a fait un grand nombres de traitements pour sa maladie. L'iode, l'iodure de fer, le quinquina, l'huile de foie de morue lui ont été administrés sans avantages bien sensibles. Cette malheureuse femme est en proie, depuis longtemps, à une toux opiniâtre, stridente, sèche, se répétant par quintes prolongées avant d'amener quelques crachats blanchâtres et striés de gris. Cette toux est presque incessante et s'accompagne d'efforts violents suivis de beaucoup de fatigue et d'endolorissement dans tous les muscles qui concourent à la respiration. Il n'y a pas de fièvre ni de point de côté. La poitrine est très-maigre et le squelette thoracique comme aplati en avant. Sous la clavicule du côté droit, bruit d'expiration prolongée ; en arrière et en haut du même côté, affaiblissement du murmure respiratoire ; entre les deux épaules ronchus sibilant, d'un timbre métallique aigu pendant la toux ; à gauche, dans la fosse sus-épineuse, frottement sec, parcheminé, dans une assez grande étendue. Cet ensemble de lésions du côté des bronches, de la plèvre gauche et des poumons, permettait de conclure à l'existence de tubercules pulmonaires, encore peu avancés dans leur évolution, avec pleurésie sèche et circonscrite probablement assez ancienne. Diverses médications avaient été employées, et c'est véritablement en désespoir de cause que je tentai l'administration de la glycérine, — une cuillerée à bouche dans du lait. Au bout d'un mois environ, et pour la première fois depuis longtemps, la toux est devenue sensiblement moins fréquente, moins sèche, d'un timbre moins aigu et moins désagréable. Après six semaines, ce changement est très-manifeste, et en même temps il y a un peu moins de maigreur. Je prescris deux cuillerées à bouche par jour ; mais, obligé de faire bientôt un voyage de plusieurs semaines, je perds de vue cette malade, qui, pendant mon absence, fut soumise de nouveau à l'huile de foie de morue et au vin de quinquina. A mon retour, elle reprit encore de la glycérine ; mais je n'obtins aucun autre résultat que celui dont j'ai fait mention ci-dessus.

Tels sont les cas de succès que nous avons à rapporter.

Les deux premiers faits rappellent jusqu'à un certain point celui qui a été observé par le Dr Stirling, et semblent confirmer les remarques de MM. Deighton et Wilson, sur l'action favorable de la glycérine relativement aux troubles des voies digestives.

Les troisième, quatrième, cinquième et sixième observations paraissent témoigner en faveur de l'influence reconstituante de cet agent sur la nutrition, suivant l'opinion assez unanime des expérimentateurs.

Le dernier cas est plus douteux. Les altérations de la bronchite et de la pleurésie chronique n'ont présenté aucun changement appréciable ; mais la toux opiniâtre, âpre, métallique et férine a été modifiée dans son timbre, sa fréquence et son intensité ; et la constitution de cette malheureuse femme nous a paru, quoique faiblement, améliorée à la suite du traitement.

Il convient de signaler également nos insuccès.

Dans la phthisie pulmonaire, quelle que fût la période de la maladie, nous n'attendions pas grand'chose, il est vrai, et nous n'avons à peu près rien retiré de l'usage interne de la glycérine. Et sur ce point nous restons fortement incrédule à l'endroit des triomphes du docteur Deighton, quel que soit notre désir sincère de recevoir quelque jour la preuve de ses succès.

Dans le cas d'un état d'amaigrissement notable, contrastant avec une voracité singulière, chez un jeune garçon vif, mobile et nerveux, sans autre maladie que la présence de quelques vers intestinaux, la glycérine administrée pendant deux mois (une cuillerée à bouche, dans un verre d'eau sucrée, par jour) n'a produit aucun résultat sensible.

Chez une petite fille de onze ans, vivant dans la misère de sa famille, d'une constitution appauvrie, pâle, bouffie, exsangue, en quelque sorte, la glycérine seule, ou unie aux préparations ferrugineuses, n'a eu et ne pouvait avoir aucun résultat dans les mauvaises conditions de régime et surtout d'alimentation où se trouvait le sujet.

Nos observations confirment donc, en grande partie, les résultats que l'on peut déduire des documents étrangers ; et elles viennent témoigner en faveur des conclusions que nous avons émises ci-dessus, toutefois avec les réserves déjà énoncées.

EXAMEN THÉORIQUE.

Une dernière question à examiner.

Ces premières données de l'observation sont-elles sanctionnées par la théorie ?

A vrai dire, nous ne pouvons point invoquer de théorie bien sûre à ce sujet. S'il faut s'en rapporter à certains chimistes qui se sont occupés assez superficiellement de la question, les uns disent non là où les autres disent oui. Les interprétations chimiques se suivent et ne se ressemblent pas.

Ainsi, pour démontrer que la glycérine *iodée*, imaginée et proposée par M. Lambert-Seron pour remplacer l'huile de foie de morue, ne saurait être identifiée et substituée à cette dernière, — ce dont nous convenons très-volontiers, — M. Deschamps (d'Avallon) a prétendu que la glycérine est un corps indifférent, qui ne peut fournir à nos organes aucun principe assimilable. « Cela se conçoit très bien, — ajoute ce chimiste, — lorsqu'on sait que la glycérine est un composé d'oxyde de lipyle et d'eau, que l'oxyde de lipyle est une base qui sature bien les acides gras et qui ne peut exister à l'état de liberté : il faut qu'elle soit combinée avec des acides gras ou avec de l'eau. Lorsqu'elle est combinée avec cinq équivalents d'eau pour constituer la glycérine, elle devient indifférente, et ce n'est que très-difficilement qu'on parvient à la faire sortir de cette indifférence (1). »

D'un autre côté, M. Parrod affirme « que l'huile de foie de morue doit ses propriétés à l'oléine qu'elle contient : il a constaté que la margarine ne produit aucun effet lorsqu'on l'administre à l'intérieur, et qu'on est bientôt obligé d'en cesser l'usage. Chimiquement parlant, ajoute-t-il, l'oléine n'est autre chose que l'oléate de glycérine, et, *à priori,* il y a des raisons de croire que la partie active de l'oléine est plutôt la glycérine que l'acide oléique (2). »

Ainsi, l'un veut que, dans l'huile de foie de morue, ce soit l'acide gras qui fournisse à l'assimilation ; l'autre prétend que la partie active réside, au contraire, dans la base organique, soit dans la glycérine.

(1) *De l'Inopportunité des essais de glycérine iodée comme médicament interne.* Bullet. de thérap. Avril 1856, p. 311.
(2) *Edimb. Med. Journ.* Septembre 1856.

Double affirmation sans preuves dans les deux cas. M. Parrod ne donne aucune raison scientifique suffisante pour établir la certitude de son opinion. Et M. Deschamps fait intervenir fort mal à propos un témoignage dont il est facile de récuser l'autorité. On peut répondre au premier qu'il y a autre chose que des corps gras dans l'huile de foie de morue; et au second, que la nomenclature de Berzélius, fort mal accommodée d'ailleurs aux exigences des combinaisons organiques, n'a rien à voir dans tout ceci. Dire, en effet, avec le chimiste de Charenton, que la glycérine est inerte parce qu'elle se compose d'équivalents d'eau et d'oxyde de lipyle, c'est comme si l'on soutenait que l'éther, par exemple, est sans action sur l'économie animale parce qu'on peut le réduire à des équivalents d'éthyle et d'eau. Au reste, nous nous sommes suffisamment expliqué sur les différences que présentent, selon nous, l'huile de foie de morue et la glycérine; et il est parfaitement inutile d'insister sur le néant des prétentions de la chimiâtrie.

Est-ce à dire pour cela que les investigations chimiques ne puissent nous donner aucun renseignement utile ni jeter aucune lumière sur l'action de la glycérine? Telle ne saurait être notre pensée.

Depuis ces dernières années, l'étude plus approfondie de cet agent a révélé quelques particularités dont nous avons fait plus haut notre profit. Ces recherches, qu'un avenir prochain ne peut manquer de compléter, permettent déjà d'entrevoir, dans le corps que nous étudions, les éléments de mutations chimiques variées et de métamorphoses organiques « d'un ordre de complication plus élevé » qu'on n'avait paru le présumer jusqu'ici, et l'on peut reconnaître les analogies curieuses de cette substance, touchant tout à la fois par son origine, sa composition et ses propriétés, aux corps gras, aux alcools et aux sucres.

Or, voici l'opinion assez généralement reçue aujourd'hui sur le rôle commun de ce groupe de composés organiques dans l'acte général de la réparation de l'économie animale. Ce ne sont point des agents directs de sanguification, en ce sens qu'ils ne concourent pas, — comme la fibrine, l'albumine et la caséine, — à la formation et au renouvellement du *plasma* des solides ou des humeurs coagulables de l'économie. Dépourvus d'azote, c'est-à-dire d'éléments *plastiques*, mais riches en hydrogène et en carbone, c'est-à-dire en éléments *combustibles*, ils paraissent plus particulièrement destinés à l'entretien et à la production de la chaleur organique indispensable à la vie : rôle d'une importance assez évidente dans le jeu de la vitalité.

L'homme — a dit M. Justus Liébig, dont tout le monde connaît les aperçus originaux, mais souvent trop exclusifs, sur ces questions (1) — est guidé par un instinct infaillible, basé sur la loi naturelle, dans le choix et le mélange de ses aliments. Sa température, comme celle des animaux à sang chaud, ne doit pas souffrir de variations, pour l'entretien normal de la vie, quelle que soit la diversité des milieux, aux pôles, sous l'équateur, ou dans les zones tempérées. « Or, si la vitesse du refroidissement de tout corps chaud se règle sur la différence considérable existant entre sa température et celle du milieu, on conçoit la différence considérable qui doit exister entre la perte de chaleur éprouvée par un homme vivant à Palerme, par exemple, où la température extérieure est sensiblement égale à celle du corps, et la perte de chaleur subie par un habitant des pôles, où la température atmosphérique lui est inférieure de 40 ou 50 degrés... Si nous allions nus, comme les sauvages, ou que nous fussions à la chasse ou à la pêche, exposés au froid glacial des régions polaires, notre estomac supporterait, sans être incommodé, les mêmes quantités d'eau-de-vie, d'huile de poisson que nous voyons prendre aux habitants de ces contrées. Cela n'a rien qui doive nous étonner ; le carbone et l'hydrogène de

____

(1) *Lettres sur la Chimie*, par JUSTUS LIÉBIG, édit. franç. publiée par Ch. GERHARD, Paris, 1847, p. 201.

ces aliments serviraient à mettre notre corps en équilibre de
température avec l'atmosphère. »

Cela paraît vrai non-seulement dans ces climats rigoureux qui
consument la vie, comme chez les Esquimaux, les Kamtchadales,
les habitants du Groenland, du Labrador, des îles Aléoutien-
nes, etc., accoutumés à manger crus les poissons et la chair
des animaux marins, à dévorer le lard des baleines, des grands
phoques, et à boire à flots les huiles animales rances et fétides,
mais encore dans les zones tempérées et même équatoriales, et
partout où se dépense une grande somme de forces physiques.
« Les flibustiers, remarque Virey (1), dans leurs courses au
travers des solitudes d'Amérique, ne trouvent rien de plus res-
taurant que de sucer la moelle crue des os des bœufs qu'ils
tuent. Les Européens engagés à ces grands voyages appètent
avec plaisir la graisse et le suif, plus que les aliments délicats
auxquels ils étaient accoutumés dans une vie tranquille et peu
laborieuse. » Enfin, parmi nous, à mesure que l'on descend
vers les classes laborieuses qui usent leur vie au milieu des plus
rudes fatigues, et chez lesquelles les besoins d'équilibrer ceite
déperdition incessante des forces sont plus impérieux, on voit se
développer l'appétence des liqueurs alcooliques, trop souvent
dégénérée en excès et en abus.

Nous esquissons simplement les données qui ont cours en ce
moment dans la science, et nous ne voulons pas décider, à
propos d'une question incidente, le problème physiologique de
l'influence que l'assimilation de certaines substances non
azotées exerce sur les résultats de la nutrition : savoir la formation des matériaux aptes à développer l'entretien de l'acte
respiratoire, le dégagement de la chaleur, et le dépôt, sous
forme de graisse, de ces matériaux en excès. Contentons-nous
de dire que, pendant la période d'accroissement, l'assimilation
de ces éléments a besoin d'être plus active ; et admirons, en
passant, la prévoyance de la nature, qui a placé, dans l'aliment

(1) *Dict. des Sciences médicales*, t. XIX, p. 304.

par excellence des jeunes mammifères et aussi des jeunes enfants, non-seulement les principes nécessaires à la formation du sang (dans le caséum), mais, en outre, une abondante provision de matériaux (beurre et sucre de lait) pour faire les frais de la suractivité imprimée à l'hématose, c'est-à-dire aux mouvements respiratoires et circulatoires, dans les premiers temps de la vie.

Si cette interprétation mérite quelque crédit; si, d'autre part, les données les plus récentes de la science tendent aujourd'hui à rapprocher le principe doux des huiles, de Scheele, de ce groupe de substances non azotées et éminemment combustibles, corps gras, alcools, fécules, sucres, etc., etc.; si enfin, il paraît démontré que ce même principe est susceptible de devenir la base de combinaisons ou de métamorphoses très-variées dont plusieurs sont analogues ou même identiques à plusieurs composés naturels de l'économie animale, théoriquement il ne saurait répugner d'admettre ce dont témoigne déjà, au moins en partie, l'observation, c'est-à-dire la participation de la glycérine au rôle que jouent les agents dont nous venons de parler dans l'acte de la nutrition générale.

Depuis assez longtemps les médecins regardent comme une indication curative importante de remédier à l'insuffisance de l'assimilation dans certaines maladies, en suppléant directement, par l'intermédiaire de matériaux appropriés, au mécanisme incomplet ou vicié de cette importante fonction. C'est ainsi — que le fer, qui manque en partie dans les globules sanguins des chlorotiques, — que le phosphate de chaux insuffisant dans les os des rachitiques, ont été administrés avec une certaine utilité contre ces maladies. Autrefois on employait le fiel de bœuf contre quelques cas de dyspepsie. De nos jours nous voyons l'acide chlorhydrique mis fréquemment en usage par les médecins anglais, et depuis les travaux de M. Corvisart, le suc pancréatique et la pepsine par les médecins français pour aider à l'action de l'estomac, au moyen de ces *nutriments* destinés à remplacer les sécrétions altérées. Les médecins russes ont recours à l'usage de la chair crue et hachée du bœuf ou du mouton dans la lientérie. D'autres emploient la pepsine. M. Mauthmer (de Vienne) administre le cruor de sang de bœuf préparé contre l'anémie des enfants. Enfin, M. Piorry a préconisé le sucre, et M. Gray de Glascow la présure dans le traitement du diabète mellitique. Dans ces tentatives, dont la plupart, il est vrai, sont encore assez informes, il y a le germe de ressources curatives dont l'art déterminera mieux quelque jour, sans doute, l'indication.

Or, dans ce même ordre d'idées, on peut concevoir qu'une substance comme la glycérine, qui a une très-grande puissance de solubilité et se prête aisément à l'assimilation, qui peut devenir la base de métamorphoses organiques variées, et fournir, par la nature de ses matériaux, un élément à l'action vivifiante de l'atmosphère, — on conçoit, dis-je, qu'une telle substance mérite une place distincte à côté des agents qui exercent sur l'assimilation une influence marquée, et, par conséquent, qu'elle peut jouer un rôle utile dans quelques maladies qui ont pour résultat de troubler d'une certaine manière la nutrition.

C'est là tout ce qu'il nous est permis de dire en ce moment. A ceux qui désireraient une indication pratique plus précise, ou une démonstration théorique plus satisfaisante, nous répondrons que tel serait aussi notre désir, mais l'état de la science nous fournit plus de conjectures que de preuves à ce sujet ; et comme nous avons reconnu l'insuffisance des témoignages fournis par l'observation, nous confessons également l'incertitude des présomptions acquises par de pures analogies. Laissons donc au temps le soin de faire le reste, et concluons avec réserve en attendant mieux :

1° Que l'usage interne de la glycérine pure, convenablement étendue, n'a aucune action délétère sur l'homme sain ; qu'elle n'introduit aucun principe hétérologue dans l'économie, et qu'elle exerce plutôt une influence favorable sur l'assimilation, dont elle augmente l'activité ;

2° Que, dans l'état de maladie, son efficacité a été surtout remarquée dans les cas où, soit par le fait d'un trouble direct des forces digestives, soit par le fait d'une déviation dans certains phénomènes intimes de la nutrition, il survient un état de langueur, de faiblesse et d'amaigrissement, indépendant toutefois d'un état de marasme par cachexie organique ;

3° Que la facilité d'ingestion et d'absorption de cette substance, son innocuité complète en font une ressource utile et salutaire chez les enfants en particulier, lorsqu'elle est, d'ailleurs, indiquée par l'allanguissement des forces, la flaccidité des chairs et la perte de l'embonpoint ;

4° Enfin, que la glycérine donnée à l'intérieur peut occuper, en thérapeutique, à côté du gluten, de la protéine, de la pepsine, etc., etc., une place distincte dans la catégorie intermédiaire aux agents médicinaux et aux moyens diététiques proprement dits.

V

Nous avons eu soin de formuler, à la fin de chaque chapitre, les conclusions relatives à l'emploi pharmaceutique et aux indications de la glycérine, tant pour l'usage interne que pour l'usage externe. Nous n'avons donc pas besoin d'y revenir. Quelles que soient encore les imperfections de la science et surtout les lacunes de notre tâche, nous croyons avoir fait une œuvre utile en montrant la richesse et la fécondité des ressources que l'art peut trouver dans cette substance, et en appelant, l'un des premiers, en France, l'attention de nos confrères sur son administration à l'intérieur. Si, dans la plupart des circonstances, la chirurgie et la médecine ne trouvent dans la glycérine qu'un moyen purement auxiliaire, au moins l'emploi de cet adjuvant est-il, selon nous, comme un terrain neutre où toutes les écoles thérapeutiques peuvent se rencontrer.

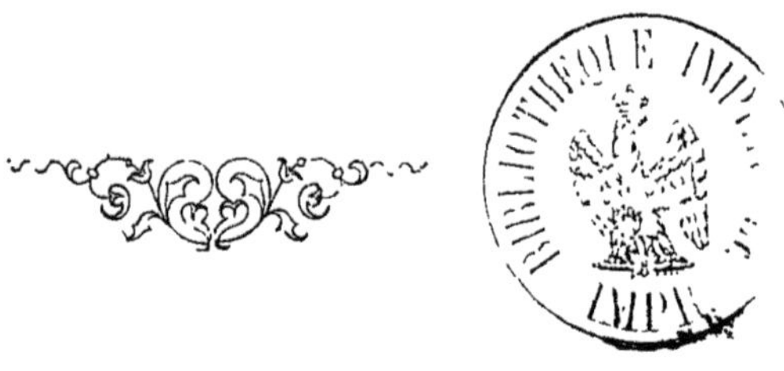